Dr. med. Ulrike Banis

Er will immer – sie (fast) nie

Er will immer – sie (fast) nie

Wie können Paare dem „Beziehungskrieg“ entgehen

Von Dr. med. Ulrike Banis

Bibliografische Information der Deutschen Bibliothek
Die Deutsche Bibliothek verzeichnet diese Publikation in der Deutschen Nationalbibliografie; detaillierte bibliografische Daten sind im Internet über http://dnb.ddb.de abrufbar.

Ulrike Banis
Er will immer - Sie (fast) nie
Wie können Paare dem "Beziehungskrieg" entgehen

Berlin: Pro BUSINESS 2007

ISBN 978-3-939430-14-8

1. Auflage 2007

Produktion und Herstellung: Pro BUSINESS GmbH
Gedruckt auf alterungsbeständigem Papier
Printed in Germany

www.book-on-demand.de

Inhaltsverzeichnis

Widmung und Danksagung:

Dieses Buch ist gewidmet all den Männern, die sich selbst und andere lieben können und die sich bemühen, ihre Beziehungen freundlich und liebevoll zu gestalten.
Es ist auch gewidmet all den Frauen, die sie dabei unterstützen und diesen Weg mitgehen, ohne Netz, doppelten Boden oder „Plan B".

Ganz besonders herzlich möchte ich es Markus und Franz widmen – sie werden wissen, warum.

Dank sagen möchte ich allen Männern, die mutig meinen Fragebogen beantwortet haben.
Danke für diese einzigartigen Einblicke in Eure Seelen.
Danke für Euren Mut und Eure Offenheit.

Dank sagen möchte ich meinen Eltern, meinem Sohn und meinen Geschwistern- sie haben mich vieles gelehrt, was mit menschlichen Interaktionen zu tun hat, mit Verstrickungen und liebevollen Lösungen.

Dank an meine Freunde und Freundinnen, die mein Buchprojekt gedanklich unterstützt und mitgetragen haben.

Ein besonderer Dank geht an Carola fürs Probelesen und für viele wichtige Anregungen und Ergänzungen.

Dank an meine Ex- Liebhaber und Ex- Männer, von denen ich viel gelernt habe – über die Liebe, ihre Irrungen und Wirrungen, und am meisten über mich.

Last not least geht mein herzlicher Dank an den Mann meines Herzens, der mich immer wieder liebevoll an meine Grenzen bringt - und mich auffängt, wenn ich darüber hinaus gehe.

Aufbau des Buches:

Ich habe meine Gedanken in verschiedenen Kapiteln zum Ausdruck gebracht.
Dazwischen gibt es Märchen, Geschichten, Anekdoten und Erfahrungsberichte realer Personen.
Diese sind im Text immer in Kursivschrift zu finden – sie entsprechen gängigen weiblichen und männlichen Erlebnisweisen in Mitteleuropa und sollen die Fallstricke beleuchten, die dann später zu einer verschobenen Wahrnehmung von sich selbst – und den Männern respektive Frauen – führen.
Ich habe diese Geschichten, Märchen und Kommentare vorsätzlich nicht noch einmal kommentiert, weil ich meine, dass sie aus sich heraus wirken und zum Zurückdenken anregen. Ich weiss, dass ich damit meinen Lesern ein gewisses Mass an Aufmerksamkeit und Mitdenken abverlange, ich bin jedoch im Gegensatz zu manchen Lektoren der Ansicht, dass nur intelligente Menschen Bücher lesen, und daher....

Am Ende eines jeden Kapitels habe ich eine Art Zusammenfassung geschrieben. Zum einen kann das dem eiligen Leser das Buch nahe bringen, auch wenn er oder sie „eigentlich" keine Zeit und keine Lust zum Lesen hat. Zum anderen ermöglicht es, das zuvor Gelesene noch einmal zu verdauen und wirken zu lassen. Zuweilen habe ich es mir auch nicht nehmen lassen, ein paar Tips und Tricks einzufügen, die Männer und Frauen in ihrem Alltag nutzbar aufgreifen können.

Anstelle eines Vorworts

Die Idee zu diesem Buch entstand zum einen als Bilanz aus 50 Jahren gelebtem Leben als Frau in dieser Welt, andererseits als Reaktion auf die vielen unglücklichen Männer, die mir in dieser Zeit beruflich und privat begegnet sind.
Ich habe mir immer die Frage gestellt: „Warum leiden die Kerle? Sie haben doch die Macht und das Geld? Sie brauchen sich keine Sorgen um Zellulite oder die ersten Fältchen zu machen, über das eine oder andere Kilo, das Frauen zu viel mit sich herumschleppen und mit der Verbissenheit von Frettchen zu bekämpfen versuchen?“

In der Zeit, in der ich an diesem Buch „brütete“, haben sich einige interessante Dinge in meinem Leben zugetragen. Immer mehr Männer kamen in meine Praxis, was mich zunächst sehr verwundert hat. Ich war also gezwungen, mich einmal mehr mit der männlichen Perspektive auf die Welt auseinanderzusetzen.
Zeitgleich trennte ich mich von meinem langjährigen Partner und hatte fast ein Jahr Zeit, mich in der Einsamkeit meines Hauses auf dem Berg mit mir und diesem Scheitern zu beschäftigen. Dabei wurde mir sehr schnell klar, dass ich einerseits meine eigenen Qualitäten zu lange in den Hintergrund gestellt hatte, dass ich aber, und diese Erkenntnis war bei weitem schmerzhafter, als Frau in dieser Beziehung hatte gar nicht leben können.
Meine weiblichen Eigenschaften waren einfach auf der Strecke geblieben – das war schockierend für mich.
Was war mir denn wichtig gewesen, was hatte ich vernachlässigt, warum hatte ich nicht dafür gestritten, so sein zu dürfen, wie ich bin?
Warum hatte ich mich nicht getraut, meine weichen, verletzlichen Seiten zu zeigen, warum war das so schief gelaufen?
Wenn zwei dazu gehören, eine Liebe zu feiern, gehören auch zwei dazu, sie kaputt zu machen.

Woran hab ich gelitten, warum hat mir meine zweifellos vorhandene Intelligenz und Intuition bei der Lösung dieses Problems nicht geholfen?
Was hat mir gefehlt? Welche Bedingungen hätte es für Glück und Freude (auch im Bett) gebraucht?
Warum konnte ich das nicht?

Zeitgleich erlebte ich, wie viele Beziehungen um mich herum in die Brüche gingen, und wie andere Beziehungen „hakelig“ und schwierig waren – allesamt zwischen Menschen, die ich als klug oder zumindest lebenstüchtig bezeichnen würde.
Also wo ist der Haken, warum versagen Menschen in einem solch wichtigen Bereich?

Als Kind der 50 er und 60 er hatte ich natürlich, wie viele andere Frauen auch, ein inneres Bild vor Augen, dass die Männer die Bösen und die Unterdrücker sind.
Dazu passen ja auch die Machowitze, die Tatsachen, dass Frauen für die gleiche Arbeit immer noch schlechter bezahlt werden als Männer, und dass die beruflichen Perspektiven von Frauen immer noch, zumindest was Führungspositionen betrifft, begrenzt sind.

Andererseits berichteten mir nun vermehrt auch Männer, dass es ihnen durchaus nicht so grossartig geht, wie man von aussen meinen möchte, und dies war der Beginn eines Umdenkprozesses bei mir. (An dieser Stelle ein besonderer Dank an Jürgen und Franz, meine Eye- opener)
Da sassen mir also Männer gegenüber, die man mit Fug und Recht als gut aussehend, beruflich erfolgreich und humorvoll bezeichnen kann, und erzählten mir, sie litten wahlweise an Impotenz, beruflichem Mobbing, Selbstwertkrisen oder sexuell- erotischem Frust wegen unterkühlter Ehefrauen.

Die Erkenntnis traf mich wie ein Hammer: Auch Männer können leiden, sie sind durchaus nicht gefühllos, sie sind nur anders, und daher für mich als Frau nicht ganz so leicht zu entschlüsseln wie meine Geschlechtsgenossinnen.

„Woran leiden die Männer?“

Und schon bei diesem Gedanken stösst man in der Welt zunächst einmal auf Schweigen- denn nichts ist tabuisierter als das Leiden, und ganz besonders das Männliche!
Ein echter Mann leidet nicht, er kämpft, er rödelt, er bekommt einen Herzinfarkt auf dem Tennisplatz – gerade nach einem ganz besonders gelungenen Return lop – aber leiden:- nicht doch.
Männer vergraben sich am Computer, surfen ganze Nächte lang im Internet auf den heissesten Pornoseiten, sind heimliche Besucher im Puff, saufen mit ihren Kumpels um die Wette, sind die Weltmeister des Workoholismus, aber wenn man sie fragt, geht es ihnen meist gut.

Im letzten Jahr ist mir dann aufgefallen, dass die medizinischen Gazetten voll sind von einem Thema: Der impotente Mann – und natürlich wurde Viagra als die Lösung des Problems angepriesen. Zugleich las ich, dass Männer mehr Angst davor haben, sexuell nicht mehr ihren Mann stehen zu können, als an Krebs oder Herzinfarkt zu sterben.
Das kann handkehrum ja nur bedeuten, das die männliche Potenz eine überwertige Rolle im Selbstverständnis eines Mannes spielt, quasi Dreh- und Angelpunkt seiner gesamten Existenz ist.

Dazu passt auch die Beobachtung, die ich als Heranwachsende machte, dass nämlich die älteren Männer, die ich damals nicht besonders attraktiv fand, immer diejenigen waren, die die anzüglichsten Witze machten, und die grössten Maulhelden waren, wenn es um ihre vermeintlichen sexuell- erotischen Abenteuer ging.

Wenn man genau hinguckt- und das ist mein Job als Ärztin – dann bekommt diese strahlende Fassade doch schneller Risse, als man meinen möchte. Dann erzählen Männer zuweilen solche Episoden wie die folgende:

„Ich leide seit Jahren an Schwitzen. Schulmedizinisch ist alles abgeklärt worden, und man hat nichts gefunden- die Schilddrüse ist in Ordnung, der Blutdruck und der Blutzucker auch."
Aus einem Impuls heraus frage ich danach, ob dieser Mann ein glückliches Sexualleben mit seiner Ehefrau habe … und dann bricht es aus ihm heraus.
Nein, leider habe seine Frau seit zehn Jahren ein Verhältnis mit einem ebenfalls verheirateten Mann- seither schlafe sie gar nicht mehr mit ihm. Sie sei aber ganz ehrlich zu ihm, und berichte ihm auch, wann sie ihren Liebhaber sehe und treffe. Ein gemeinsames Schlafzimmer hätten sie immer noch, und auch trennen wolle man sich nicht. Er habe sich mit der Situation abgefunden, und es ginge ihm auch nicht schlecht, wenn nur dieses lästige Schwitzen nicht wäre….."

Ich musste mir dann gewaltig auf die Zunge beissen, um nicht zu sagen, dass mich- stünde ich in seinen Stiefeln – mehr umtreiben würde als „nur" Schwitzen.
Ich hätte wahrscheinlich längst schon meine Koffer gepackt, um dieser demütigenden Situation zu entkommen, oder ich hätte der Dame mit der sprichwörtlichen Bratpfanne eins über den Schädel gehauen, aus Frustration, Wut, Enttäuschung, Stress….. und wahrscheinlich würde der arme Mann bei jedem Gericht dieser Welt mildernde Umstände für solch ein Verhalten bekommen.

Ich bin mir der Brisanz dieser Aussage angesichts der weit verbreiteten Gewalt gegen Frauen wohl bewusst und ich will an dieser Stelle schon (später mehr davon) ganz ausdrücklich betonen, dass ich Gewalt nicht für ein geeignetes Mittel der Kommunikation miteinander halte. Nota bene, damit meine ich aber auch alle Formen der subtilen seelischen Gewaltanwendung.

Ja, ja, ich höre schon die scheinbaren Emanzen krähen – ich solle mich doch freuen, dass sich die Frau aus der traditionellen Rolle so prächtig emanzipiert habe, und ihren Gefühlen freien Lauf lasse.

Und überhaupt, woher ich denn wissen könne, dass dieser Ehemann nicht ein entsetzlicher Langeweiler, ein Stümper im Bett und grässlich lieblos zu ihr sei – oder gewesen sei, und sie damit quasi in die Arme eines anderen getrieben habe.

Ich habe nichts dagegen, das man der Stimme des eigenen Herzens folgt, im Gegenteil, aber dann sollte man auch die Konsequenzen des eigenen Handels tragen, selbstverantwortlich handeln und nicht den Partner leiden lassen.
Also Klartext: Ausziehen, alleine leben, und wenn der Erwählte sich seinerseits nicht von der Ehefrau trennen kann oder will, die Einsamkeit aushalten – das wäre konsequent und ehrlich.
Genauso ehrlich und konsequent wäre es umgekehrt, wenn der Noch- Ehemann aus reiner Selbstachtung seiner Frau eine Frist setzen würde, um die Wohnung zu verlassen- oder aber selbst die Koffer zu packen, um dieser unwürdigen und menschenverachtenden Situation zu entgehen.
Denn die jetzige Situation macht mindestens vier Menschen leiden: Die beiden Geliebten, weil sie nicht wirklich zusammen kommen, sondern die Nächte neben Menschen verbringen, die sie nicht (mehr) lieben. Die beiden Ungeliebten leiden, weil sie sich eventuell immer noch nach dem anderen sehnen, oder aber, weil das Zurückgewiesenwerden sie schmerzt, oder aber, weil sie aus Loyalität an dieser Beziehung festhalten, ohne ihrerseits eine Chance auf Änderung zu haben..

Der letzte Anstoss für das Buch war dann meine neue Liebe. Mein Herzblatt kam zu einem Zeitpunkt in mein Leben, als ich meinen inneren „Verdauungsprozess“ fast zu Ende gebracht hatte und viele meiner verschütteten Talente wieder ausgegraben hatte. Dennoch kam es für mich sehr überraschend, wieder geliebt zu werden, und zwar mit allem, was zu mir gehört.
Er zeigt mir deutlich, dass es möglich ist, dieses zerstörerische Muster von Leiden und Leidenlassen zu durchbrechen – und wie es funktionieren kann.

Diese spannende Reise zu mir und zu uns ist noch lange nicht zu Ende, weil das Leben ja ständige Veränderung ist, aber solange beide Partner Interesse an ihrer Liebe haben, und am anderen, und ihm oder ihr auch Raum in ihrem Leben einräumen, solange gibt es auch immer wieder glückhafte Momente und etwas zu lachen.

Als mein Liebster die ersten drei Seiten des Buches ausdrucken sollte, damit ich unterwegs auf einem anderen Computer daran weiterarbeiten könnte, meinte er nur lapidar, das sei aber noch nicht viel, da müsse ich ja wenigstens noch 124 Seiten Vorwort schreiben... oder aber die Seiten mit Bildern von ihm füllen, was ich dann sofort als eine reizvolle, aber nicht durchführbare (weil zu private) Alternative betrachtet habe.
Aber 124 Seiten Vorwort, das wäre doch mal etwas.... Und diese Idee brachte mich sofort zum Schmunzeln; dann breitete sich ein inneres Lächeln aus, ich habe ihm gedanklich ein paar süsse Küsse geschickt und den Rest des Tages immer einmal wieder gelächelt! So einfach kann es sein, wenn man es nur sieht.

Männer reden normalerweise nicht über ihre Befindlichkeit, sie flüchten.... In die Arbeit, den (dann exzessiv betriebenen) Sport, in den Alkohol, diverse Hobbies oder in die Arme von Frauen, die sie bewundern – und sonst in Ruhe lassen.
Männer sind darüber hinaus die geborenen „Somatisierer", d.h. sie verlagern ihre seelischen Leiden in den Körper.
Für Männer noch mehr als für Frauen ist es so, dass ein körperliches Symptom mit weniger Scham und Peinlichkeit verknüpft ist und daher auch gerne als „Eintrittskarte" bei einem Therapeuten präsentiert wird. Man muss also schon recht gut die Sprache des Körpers verstehen und übersetzen können, will man dem wahren Leiden eines Mannes nahe kommen. Darüber hinaus sollte jede Frau es wagen, Fragen zu stellen an ihren Liebsten – das schlimmste, was ihr passieren kann, ist, dass sie darauf erst einmal keine Antwort bekommt.

Männer reden – siehe oben – nicht gerne über sich. Eine Frage hat aber immer Aufforderungscharakter, und weil Männer andererseits gerne Probleme lösen, werden sie sich zu gegebener Zeit auch bereit finden, diese Frage zu beantworten.
Nur was jede kluge Frau wissen sollte: Ihr Timing ist anders als das weibliche – daher, meine Damen, haben Sie Geduld und erwarten Sie nicht sofort eine Antwort!!

Der Machtkampf im Bett – oder falsche Auswüchse der Emanzipation

Die Emanzipationsbewegung der sechziger Jahre hat vielen Frauen endlich ein neues Selbstwertgefühl beschert und hat auf gesellschaftlicher Ebene dazu beigetragen, so manche Ungerechtigkeit zu beseitigen.

Der Kampf um „gleiches Geld für gleiche Arbeit" oder um die Anerkennung der Hausfrauentätigkeit als einer Berufstätigkeit gleichwertig, was nun in der Anrechung von Erziehungsjahren auf die Berechnung der Altersrente ihren Niederschlag gefunden hat, war notwendig und nützlich. Wie häufig aber, wo es um die Umstürzung verknöcherter Gesellschaftsregeln geht, kippen die Protagonisten von einem Extrem ins andere – bevor dann hoffentlich die goldene Mitte gefunden wird.

Mit der Emanzipationsbewegung einher ging der Kampf um die Selbstbestimmung beim Sex.

Es begann damit, dass die Antibabypille erfunden wurde, die es- im Gegensatz zu früher, den Frauen plötzlich erlaubte, Schwangerschaften nicht mehr schicksalhaft hinnehmen zu müssen, sondern planen zu können.

Die hart erkämpfte Lockerung der Abtreibungsgesetze trug ein übriges dazu bei, dass Frauen ein Gefühl von „mein Bauch gehört mir!!" entwickelten und auch nicht mehr immer bereit waren, eine festgestellte Schwangerschaft auch auszutragen. (nicht, dass es Abtreibungen nicht auch schon früher gegeben hätte- aber die bürokratischen Hürden waren ungleich höher, das Prozedere entwürdigender – bei Kerzenschein auf dem Küchentisch oder der heimliche Besuch bei einer Engelmacherin seien hier nur exemplarisch erwähnt – sodass die weniger forschen Frauen zuweilen dann doch lieber das Kind bekamen anstelle diesen Spiessrutenlauf hinter sich zu bringen).

Die bizarren Auswüchse sexueller „Befreiung“, die die 60er Jahre mit sich brachten, sind heutzutage wahlweise zum schmunzeln oder weinen. Dazu zählte unter anderem der Ausspruch: “wer zweimal mit derselben pennt, gehört schon zum Establishment“.
Die Entwicklung der sicheren Verhütung hat sicherlich auch dazu beigetragen, dass Frauen das anerzogene Ideal der Jungfräulichkeit vor der Ehe eher etwas lockerer sahen und begannen, mit verschiedenen Partnern intim zu werden.
Damit wurde ihnen auch ermöglicht, Vergleiche zu ziehen, welcher dieser Partner denn nun der zärtlichste, wildeste, leidenschaftlichste und begabteste Liebhaber sei.
(Die typische Angst von Männern dabei ist, von der Natur benachteiligt zu sein, gemäss dem Motto: Wer hat den grössten…? – so als sei die Penisgrösse mit den Fähigkeiten als Lover linear gekoppelt – siehe auch die enorme Vielfalt an Möglichkeiten der operativen Penisvergrösserung, die offenbar genutzt werden, denn wo keine Nachfrage, da kein Angebot)

Den jungen Frauen von heute sind die Nöte der damaligen Frauen in der Vorpillenära nicht mehr verständlich. Kaum eine junge Frau von heute kann die Panik ermessen, wenn die Regel plötzlich ausblieb und die Frau sich vor einer möglichen Schwangerschaft fürchtete.
Die Angst vor dem Schwangerwerden trug nach meiner Auffassung wesentlich dazu bei, dass die Frauen von früher so brav und tugendhaft waren (zumindest nach aussen im gesellschaftlichen Kontext.)
Schwangerwerden hiess fast automatisch: Zurück an Heim und Herd, Ende der beruflichen Tätigkeit, materielle Abhängigkeit vom Ehemann.
Oder aber Schande eines ledigen Kindes, gesellschaftliche Ächtung, abgestempelt als gefallenes Mädchen.

Dass die Frauen heutzutage mehr Wahlmöglichkeiten haben und es in den meisten Fällen diesen Automatismus nicht mehr gibt, ist sicherlich ein Segen und hat den Frauen in der Gesellschaft mehr Einfluss und Gewicht ermöglicht.

Im Zuge der „Ehrlichkeit“ im Rahmen der Emanzipation und des Abschneidens alter Zöpfe wurde natürlich auch ausführlich über die eigenen Wünsche und Vorstellungen diskutiert.
Dabei gewann ich nicht nur durch Gazetten wie die „Emma“ den Eindruck, als seien Männer schon einmal pauschal und ohne Ansehen der Person Schweine und damit die natürlichen und geborenen Feinde jeder Frau.
Wie bei vielen Revolutionen wurde auch beim „Geschlechterkampf“ nicht mehr zwischen dem „Aussen – der gesellschaftlichen Seite“ und dem „Innen – der Liebesbeziehung“ unterschieden.
Eigenheiten von Männern wurden fast zu bereitwillig in die Schublade der „sexuellen Nötigung“ gesteckt. In den USA, ein Land, das ohnehin zu Extremen und Übertreibungen neigt, hat diese Haltung absonderliche Blüten getrieben. Dort kann ein Mann noch nicht mal eine hübsche Frau anschauen, ohne riskieren zu müssen, wegen sexueller Belästigung angeklagt zu werden. (Meine Güte, die dortigen Frauen tun mir leid; keiner pfeift ihnen hinterher, oder macht ihnen Komplimente oder schöne Augen. Andererseits animieren die dortigen Barbiepüppchen mit Mickymausstimmen und silikonverstärkten Kunstbusen auch nicht gerade zu derlei Tun.)

Wenn Männer nun aber aufgrund der gesellschaftlichen Machtverhältnisse diejenigen sind, die „am Drücker“ sitzen und ihre Vormachtstellung dazu benutzen, Frauen zu unterdrücken und zu knechten, liegt der gedankliche Kurzschluss nahe, ihnen derlei Verhaltensmuster auch dort zu unterstellen, wo Intimität, Nähe und Vertrauen herrschen sollte- im Bett beim Sex und der Erotik.
Nicht zufällig kursieren Witze wie: “Wozu sind Männer gut? – Vibratoren können nicht den Rasen mähen…!“ oder: „Woran erkennt man einen schlechten Liebhaber? An der vier-R-Methode – rauf, rein, raus, runter.“ Es gibt aber auch die Gegenseite, wie „weshalb

haben Frauen so kleine Füsse? Damit sie näher am Herd stehen können.“

Mit solchem Gehirnfutter im Hinterkopf begegnet Frau nun einem real existierenden Exemplar der Sorte Mann – und verliebt sich auch noch in ihn.
Schon beginnt das Problem in ihr zu toben: Was, wenn er nun auch so ein Schuft ist wie alle anderen (angeblich).? Was, wenn er immer oben liegen will, und sie damit in die (vermeintlich) unterlegene „Missionarsstellung“ drängt – oder gar, wenn er die Liebe von hinten mag – dann ist es ja komplett aus mit der Kontrolle über die Situation?
Dann liefert sich frau aus- mit aller Zellulite, dem (in ihren Augen immer) zu dicken Hintern und dem Gedanken im Hinterkopf, dass solche Stellungen ja doch etwas Animalisches an sich haben – wie verträgt sich das denn mit dem Anspruch, als gleichwertige Partnerin ernst genommen zu werden – und schon ist die Lust weg, und das Gedankenkarussell beginnt zu kreisen….
Also wird frau alles daran setzen, oben zu sein – was aber auch seine Tücken hat, denn dann sieht man den Bauch wabbeln….. Zudem wird sie immer auf einem ausgedehnten Vorspiel bestehen, quasi als Eintrittskarte ins Paradies, denn irgendwie muss der Mann ja immer wieder aufs Neue unter Beweis stellen, dass er sie achtet, nicht nur begehrt.
Nur zufrieden ist sie damit auch nicht, denn mit Argusaugen belauert sie ihn ständig, dass er sich auch ja „politically correct“ ihr gegenüber benimmt.
Und schon ist sie in den schönsten Machtkampf mit ihm verwickelt, aus dem Bemühen heraus, nur ja „gleich“ zu sein.
Wo bleibt die Hingabe, wo das Sich-fallen-lassen? Warum fällt es solchen Frauen so schwer, die Kontrolle aufzugeben und sich von ihrem Liebsten erobern zu lassen?

So entwickelt sich in vielen Betten schnell folgendes Ritual, das an Perfidie und Nutzlosigkeit nicht mehr zu überbieten ist: Er will, sie

eigentlich auch, aber: Sie schmollt, sie macht ihm Vorwürfe oder nervt ihn mit ihren Wünschen und Vorstellungen, was ihm viel zu viel oder viel zu diffizil ist. Zudem wollen Männer nichts erklärt bekommen, sie wollen erforschen und selbst herausfinden, was ihrer Geliebten Spass macht, ein im besten Falle lustvolles Spiel von Versuch und Irrtum. Das jedoch wird von vielen Frauen empört abgelehnt, gemäss dem Motto: „Ich bin doch kein Versuchskaninchen!“
Was folgt, ist entweder ein kurzer Akt „gemeinsamer Selbstbefriedigung“, der beide frustriert zurücklässt, oder aber es folgt nichts, was ebenfalls frustrierend und enttäuschend ist, und in einen Circulus vitiosus mündet. Die Frau wird solchen Frustsex fürderhin meiden und sich entziehen („ich habe meine Tage, bin müde, habe Migräne etc), er wird sich ebenfalls ungeliebt fühlen, und sich je nach Temperament seinen technischen Spielzeugen oder aber willigeren Frauen zuwenden (wenn die Not gross genug ist, wird er für die weibliche Zuwendung sogar bezahlen!)

Auf dem Markt gibt es neben den Sexshops und den „Beate- Uhse - Artikeln“ inzwischen eine ganze Reihe von Ratgebern, wie man der perfekte Liebhaber oder die perfekte Geliebte werden könnte, und mit welchen Tricks und Kniffen man wieder mehr Leben ins gemeinsame Schlafzimmer bringen könnte.
Abgesehen davon, dass mir die meisten dieser schlauen Bücher viel zu mechanisch sind (z.B. „umkreisen Sie seine Eichel mit der Zunge im Gegenuhrzeigersinn, mit schmetterlingshafter Zartheit, und variieren Sie Ihr Tempo“), habe ich auch den Eindruck, dass einige wichtige Aspekte dabei völlig ausser acht gelassen werden, und diese haben mit den tief verinnerlichten Überzeugungen zu tun, die Frauen im Kopf haben – quasi das, was sie mit der Muttermilch eingesogen haben und ihr Vertrauen in sich selbst untergräbt.
Es geht nicht um Macht oder Ohnmacht im Bett- sondern es geht um Hingabe, „Liebesspiel“, um eine Insel fern vom Alltag, einen Ort, wo zwei Liebende sich ohne Rüstung begegnen können.

Dazu müssen beide aber die Waffen ablegen und wissen, wer sie sind und was sie wollen – nicht nur die Defensivhaltung von dem, was sie nicht wollen.

Das Verhältnis von Männern und Frauen hat eine gesellschaftliche und eine private Seite. Leider wird viel zu häufig der berechtigte Kampf um Gleichstellung auch noch ins Bett getragen. Dort allerdings sollten andere Spielregeln gelten, dort ist es doch gerade die Unterschiedlichkeit, die den Reiz ausmacht. Beim Sex sollten Frauen sich auf ihre eigene Wesensart besinnen und nicht versuchen, den Männern möglichst ähnlich zu werden. (Welcher halbwegs normale Mann will schon mit einem „Mannweib" vögeln – wer als Mann nicht ohnehin homosexuell ist, will lieber eine weiche und zärtliche Frau im Bett.)
Wer sich als Frau im Bett getraut, weich, nachgiebig und hingebungsvoll zu sein, wird nicht nur für sich selbst mehr Lust erleben und damit am Sex mehr Spass haben, sondern Frau wird auch den Kopf von den Alltagssorgen frei bekommen und hinterher besser schlafen.
Der politische Kampf gehört nicht ins Bett!!

Jakob:

An meiner Frau mag ich besonders ihre Ausstrahlung, ihre Zärtlichkeit, ihre Verbundenheit, ihr Engagement. Ich habe aber grosse Mühe mit ihrer Erwartungshaltung. Ich komme auch nicht gut klar mit ihrer Direktheit. Häufig meine ich, dass sie Druck auf mich ausübt und meine Antworten auf ihre Fragen schon vorweg nimmt. Ich spüre auch Eifersucht bei ihr auf meine Aktivitäten.
Am meisten nerven mich nächtliche Diskussionen über Partnerschaft am Telefon und ihre Unpünktlichkeit.
Ich wünsche mir von ihr Toleranz, weniger Druck, weniger Zielvorstellungen, den Alltag geniessen wie er gerade ist, mehr Flexibilität.

Über meine Wünsche kann ich mit ihr nur bedingt reden, weil die Gefahr besteht, dass sie mir egoistisches Verhalten vorwirft. Ich fühle mich nicht frei in meinen Äusserungen, sondern werde durch Gegenantworten überrumpelt. Oftmals muss ich meine Worte zuerst auf die Goldwaage legen und kann nicht mehr spontan sein.
Wenn sie sich verletzt fühlt, reagiert sie mit Eifersucht, mit „Du denkst nur an Dich und nicht an uns", mit Schroffheit und Fehlinterpretation.
Die Erotik mit ihr geniesse ich sehr, wir haben gegenseitig ein grosses Kuschelbedürfnis, keine falschen Hemmungen, wir spüren die gegenseitigen Wünsche und sind hingebungsvoll.
Meine frühere Partnerin hat sich oft zurückgezogen, hat Müdigkeit/Unlust vorgegeben. Sie konnte auch nicht über die geheimen Wünsche und Vorstellungen sprechen.

Die asexuellen Frauen – oder wenn die Chemie nicht stimmt

Es gibt eine vermehrte Diskussion um ein Zeitphänomen, das sich „Asexualität" nennt.
Die davon „betroffenen" Männer und Frauen geben offen zu, dass sie sich aus Sexualität überhaupt nichts machen. Sie wollen keinerlei Sex, sie wollen in manchen Fällen noch nicht einmal Berührung. Zugleich finden sie sich und ihr Verhalten völlig normal und stimmig, obwohl sie in den Interviews, die ich gelesen habe, zugeben mussten, dass ein möglicher Partner unter Umständen schon an ihrem Verhalten leiden könnte.
Ich masse mir nicht an, über derlei Wünsche und Bedürfnisse urteilen zu dürfen, aber wenn ich ganz tief innen in mich hineinhorche, gibt es dort eine zarte Stimme, die sagt: „Das ist doch seltsam- grade so, als könne man von sich behaupten, man brauche kein Essen und kein Trinken" (und das wiederum erinnert mich an die extrem selbst disziplinierten Anorektikerinnen, denen ich schon einige Male in meinem Leben begegnet bin. Das sind die Frauen, die sich mit viel Sport, Sauna und radikalen Diätkuren tatsächlich auf das Mass eines Biafrakindes herunterhungern. Sie haben ein völlig verschobenes Körperbild von sich und behaupten noch bei einem Gewicht, das weit unterhalb jedes annehmbaren Modelmasses liegt, sie seien bei weitem zu fett.)

Es leuchtet jedem Menschen, der nur einen Funken gesunden Menschenverstandes hat, spontan ein, dass man nicht unbegrenzt auf Essen und Trinken verzichten kann, anderenfalls stirbt man.
Meines Erachtens kann man genauso wenig völlig auf liebevolle Zuwendung und erotischen Kontakt verzichten, ohne an Seele und eventuell auch an Leib krank zu werden. Solange ein Mensch alleine lebt, mag ein solcher Verzicht ja noch angehen, wird zuweilen durch die Umstände sogar erzwungen – aber asexuell in einer Partnerschaft?

Wie kommt es dann, dass solche Postulate dennoch aufgestellt werden- und nicht sofort in den Bereich der Märchenecke verbannt werden?

Für mein Gefühl ist es zum einen der Zeitgeist – der ja auch ermöglicht, dass es immer mehr junge Mädchen und Frauen gibt, die an erheblichem Untergewicht leiden, in der Öffentlichkeit jedoch als Models gelten und entsprechend bewundert und nachgeahmt werden.
Wenn ich mir die Sexsymbole der 50 er Jahre ansehe, ob das Jane Mansfield, Sophia Loren, Jane Russell oder Marilyn Monroe waren, sie alle hatten wenigstens Konfektionsgrösse 42!
Dazu konnte man problemlos unterscheiden, wo vorne und hinten war bei diesen Frauen, denn sie sahen noch aus wie solche—und nicht wie fade, hagere und karge Kleiderbügel.
Wenn ich mir die Ikonen der Jetztzeit ansehe, überkommt mich als erstes der Impuls, den armen verhungerten Vögelchen, die allesamt aussehen, als seien sie vor der Zeit aus dem Nest geworfen worden, eine ordentliche Mahlzeit hinzustellen.

Ein Zeitgeist, der ein „zu wenig“ hätschelt und Frauen ihrer Attribute der Weiblichkeit beraubt (gut getarnt hinter dem Anspruch, chice neue Mode zu kreieren), hat auch in anderen Bereichen des Seins die Tendenz, eher weniger als mehr zu predigen.
Weniger Lust, weniger Selbstbestimmtheit, weniger Freizeit, weniger Kontakte innerhalb der Familie, weniger Stabilität, weniger Freude, die Liste liesse sich problemlos fortsetzen.
Auf der anderen Seite wird dieses Manko von den Werbestrategen durch ein mehr an Konsum, ein mehr an gezüchteten Wünschen und Begehrlichkeiten wett gemacht.
Welcher Jugendliche von heute traut sich noch, ohne Handy durch die Landschaft zu laufen?
Wer verzichtet auf den neuesten MP3- Player, auf die Playstation, die Ipods und den heimischen PC? Wer kann sich in normalen

Klamotten in die Schule oder an die Uni wagen, ohne Lacoste, Hermes oder Benetton?

Und so wird weithin immer mehr dem Schein gehuldigt, anstelle dem Sein.
Dinge, Sachen und Konsum treten an die Stelle echter Bedürfnisse, bis zu dem Punkt, an dem manche Zeitgenossinnen und Genossen ihre wahren Bedürfnisse gar nicht mehr erkennen können, geschweige denn sie leben.

Der andere Faktor, der zum Phänomen der Asexualität beiträgt, ist die zunehmende Vermarktung der Sexualität als einer Ware.
Ich spreche jetzt nicht vom Phänomen der Prostitution – obwohl ich mutmasse, dass manch einer dieser Frauen die Lust an der Lust doch vergeht, wenn man täglich mehrere Männer als „Kunden" hat.
Nein, ich spreche von dem Umstand, dass angefangen von Autoreifen bis hin zu Gartenmöbeln, vom Fotoapparat bis zur Zahnbürste alle Werbung mit sexuellen Anspielungen oder Symbolen hantiert und zum Kauf motivieren will – grade so, als gäbe es das leicht bekleidete Mädel mit den vollen Brüsten gleich noch mit dazu.

In diesem Zusammenhang wundert es mich nicht, dass manche Frauen den Gedanken an Sex gleich damit koppeln, dass sie sich selbst in dem Kontext nur noch als Ware sehen.
Das ist nicht schmeichelhaft und kann einen schon verjagen!
Frauen ertragen den Gedanken auch sehr schlecht, dass ein Mann, während er mit ihnen Liebe macht, in seinem Kopf ganz woanders ist und seine Phantasie ihm zeitgleich vorgaukelt, er sei mit der Grossen Blonden mit den üppigen Möpsen zugange…

Der dritte Faktor, der mit eine Rolle spielt, ist das Phänomen des „schlechten" oder unpassenden Liebhabers.
Ein Satz, den ich einmal las, lautet: Es gibt keine frigiden Frauen, allenfalls unbegabte Männer.."
Was kann man sich darunter vorstellen?

Nun, ausser den Lustkillern, auf die ich in einem späteren Kapitel noch zu sprechen kommen werde, gibt es eben auch schon einmal gewisse anatomische Gegebenheiten, die die körperliche Liebe zu einem Fest oder zu einem Martyrium werden lassen können.
Bekanntermassen haben Frauen eine eher verzögerte Libido, das heisst, sie brauchen mehr Zeit und Input, um warm zu werden und auf Touren zu kommen.
Wenn nun ein Mann zu ungeduldig ist und nicht darauf warten kann, bis sein Weibchen so richtig saftig geworden ist, kann sein Penis zu viel Reibungshitze erzeugen beim Verkehr- und dann tut es weh.
Schmerz ist ein eindeutiger Lustkiller, das ist sicher. (Ausnahme Sadomasospiele)

Es freut eine halbwegs normale Frau auch nicht, wenn er zwar einen Orgasmus bekommt, sie aber wegen ihrer „eingebauten“ langsameren Gangart immer wieder auf ihren Höhepunkt verzichten muss.
Ein begabter Liebhaber tut also gut daran, sich selbst einen „Drehzahlbegrenzer“ zu verordnen, am besten mit einem „Brandbeschleuniger“ für sein Liebchen. Das heisst, der Mann sollte (so, wie es in der Bierwerbung so treffend heisst: “Nicht immer, aber immer öfter“) zunächst dafür sorgen, dass seine Holde Lust bekommt und Spass mit ihm hat, bevor er sich genital einmischt.
Ich weiss aus eigener Erfahrung, dass eine befriedigte Frau eine überaus zärtliche und leidenschaftliche Geliebte ist, die nichts lieber tun wird, als sich tätig für all die Zärtlichkeiten zu bedanken, die sie erhalten hat.

Doch selbst der zärtlichste Mann wird eine Frau nicht wirklich glücklich machen können, wenn die Anatomie nicht stimmt.
Ich weiss, dass dieses Thema meistens schamhaft unter den Tisch gekehrt wird, aber es muss einmal gesagt werden: Wenn der Penis zu gross ist, tut der Verkehr weh!

Ist der Penis zu klein, ist die Freude auch nicht gross!
Ist des Mannes bestes Stück zu dünn, hat Frau nicht wirklich etwas davon, ist das Teil zu dick, ist Dehnungsschmerz die Folge, nicht aber Lust.
Die Natur hat uns Frauen mithilfe unserer sehr dehnbaren Vagina und deren „Blutpolsterfütterung“ eine grosse Bandbreite an Möglichkeiten zur Lust mitgegeben, aber eben nicht unbegrenzt.
Schon so manche Partnerschaft ist an diesen anatomischen Unverträglichkeiten gescheitert, denn diese sind eben auch chirurgisch nicht änderbar.
Entweder das Mass passt, oder es passt halt nicht!

Auch umgekehrt kann es schwierig werden, wenn durch Operationen oder Unfälle die Scheide zu eng oder zu kurz geworden ist, sodass der Mann gar nicht mehr das Gefühl hat, sich lustvoll mit seiner Partnerin vereinigen zu können.
Wenn man immer nur ran darf, aber nicht mehr rein kann, ist das auch enttäuschend.
In diesem Zusammenhang fand ich meine ehemaligen Kollegen, die Gynäkologen, auch reichlich brutal, wenn sie sich zu einer radikalen Methode der Operation entschlossen, um eine Senkung der Gebärmutter oder der Scheidenwände zu beheben: Einfach zunähen!
Das mag zwar die Senkung korrigieren, aber für mich wäre das keine Lösung—es würde meinem Lustbedürfnis so gravierend entgegen stehen, ich empfände eine solche Operation als Körper- und Seelenverletzung.
Wenn ich an die Frauen in Afrika denke, die im Namen der Tradition immer noch beschnitten werden und die Teile ihres Körpers, die ihnen Lust bereiten könnten und sollten, opfern müssen, um in ihrer Gesellschaft nicht ausgestossen zu werden, überkommt mich ein Frösteln – und Wut.
Diese Frauen gehen ganz sicher mit keinem fremd- ihnen macht ja nicht einmal mehr der Sex mit dem eigenen Mann Spass. Jede Periode wird eine Tortur, jede Geburt wird zur lebensgefährlichen An-

gelegenheit, beim Eingriff selber sterben zahlreiche Frauen und Mädchen – immer noch weltweit, im Jahre 2007.
Ein hoher Preis für eine antiquierte Stammesmoral.

Wenn eine Frau von Natur aus keine Lust auf Sex und Berührung hat, kann sie damit sicherlich leben. Aber sie sollte dies keinem Partner zumuten. Eine Ehe ohne erotische Nähe ist nämlich nichts anderes als eine Wohngemeinschaft.
Wenn also in einer Ehe keine Berührungen, keine Erotik und kein Sex mehr stattfindet, ist dies immer ein Alarmzeichen – und dann hilft es nicht, zu warten und auf Besserung zu hoffen.
Dann muss man(n) nachfragen, was los ist. Und frau sollte ehrlich antworten, ob es an der Anatomie liegt, am ungünstigen Timing oder ob Krankheit oder Wechseljahre ihre Lust auf Lust unterbindet. Den Kopf nach Vogel- Strauss- Manier in den Sand zu stecken, bringt nämlich nichts. Die beiderseitige Enttäuschung wird höchstens noch grösser und das Klima in der Partnerschaft kälter oder galliger.

Der Mann als Feind – ein gefürchtetes, weil unbekanntes Wesen

Frauen lernen heutzutage schon als kleine Mädchen, dass es wichtig ist, sich zu wehren, sie belegen Kurse zur Selbstverteidigung (gegen Vergewaltiger) und da sie verbal den Jungs überlegen sind, beginnt der Kampf schon im Kindergarten.
Nicht jeder Mann jedoch ist ein Vergewaltiger.
In den Köpfen mancher Frauen ist jedoch so viel Furcht, dass auch und gerade in der Erziehung von Mädchen oftmals das Kind mit dem Bade ausgeschüttet wird.
Ich kann mich noch erinnern, dass ich als Schulkind immer wieder daran erinnert wurde, nur ja nicht mit einem fremden Mann mitzugehen.
(Traurig ist an dieser Panikhaltung vor allem, dass die meisten Gewalttäter an Mädchen aus der eigenen Familie oder dem sozialen Umfeld kommen. Und wenn es wirklich zu Gewalt gegen Mädchen kommt, erfolgt nicht immer eine Anzeige, noch viel weniger eine Verurteilung der Gewalttäter. Möglicherweise ist die gerichtliche Vernehmung so peinlich und erneut traumatisierend, dass Mädchen lieber schweigen und leiden als sich zu wehren.)

Fakt ist: Jungs haben mehr Muskelmasse und neigen dazu, ihre Konflikte mehr körperlich zu lösen, während Mädchen im sozialen Kontext handeln, oft mit Raffinesse und Hinterlist, dabei mit der Fähigkeit zum „Multitasking". Sie sind nicht weniger aggressiv als Jungs, nur versteckter und damit weniger beweisbar (eine kaputte Fensterscheibe ist nicht wegzudiskutieren, eine kaputte Seele kann man schon eher übersehen).

Die Rollenklischees von Männern und Frauen begünstigen ebenfalls die aggressionsgehemmte Frau.

Männer sollen ganze Kerle sein, sich wehren können und im Notfall ihr Weibchen auch gegen Feinde verteidigen können – also müssen sie notfalls auch zuschlagen können.
Bei Frauen ist aggressives Verhalten gesellschaftlich verpönt. Man denke nur an die Xanthippe, die viel zitierte Frau des Philosophen Sokrates. Sie galt schon in der Antike als zänkisches Weib, weil sie es wagte, offen ihre Meinung zu sagen. Sie kuschte nicht vor ihrem Mann, war dadurch unbequem und galt als grauenvoll unweiblich.

Frauen werden – wie Jungs auch- überwiegend von ihren Müttern erzogen, mit denen sie sich identifizieren können (oder auch nicht), die ihnen aber in jedem Falle eine Rollenvorlage vorleben, während Jungs das Problem haben, dass ihr Identifikationsobjekt – der Vater – meist abwesend ist und sie notgedrungen in einem weiblich geprägten Umfeld leben (müssen).

Es gibt also keine gesunde Balance der beiden Geschlechter während der prägenden Jahre. Ich vermute, dass ein Teil der späteren „Technikverliebtheit" von Männern daher rührt, dass sie ziemlich sicher sein können, dass ihnen Frauen in diesem Gebiet nicht in die Quere kommen, und sie mit ihren „Spielzeugen" endlich einmal Ruhe haben vor ständigen Vorwürfen und dem typischen Frauenwunsch, zu reden. (der einzige Vorwurf, den sie dann dennoch hören müssen, ist: Du verbringst viel mehr Zeit mit Deinem Computer – Deinem Motorrad, Deiner Funkanlage, Deiner Werkbank.... – als mit mir.)

Mein Sohn berichtete mir, dass im Studium mit immerhin 1200 Erstsemestern im Fach Maschinenbau gerade mal 9,8% Frauen sind – eine davon traf ich flüchtig, und war konfrontiert mit einer schlimmen Zicke. Es tut mir leid, dass ich als Frau so etwas über eine Geschlechtsgenossin sagen muss, zumal ich Frauen im allgemeinen sehr mag- aber diese junge Frau war alles, was eine Frau in meinen Augen nicht sein sollte.

Die dortigen „Männergespräche“ werden dominiert von Autos, Maschinen, technischen Details – es ist jedoch nie die Rede davon, wie Mann sich fühlt. Dass sich einer schlecht fühlt, wird höchstens daran erkennbar, dass er noch schweigsamer wird als sonst, oder sich ein Bierchen mehr hinter die Binde kippt als üblich.

Männer neigen dazu, sich gedanklich auf sicheres Terrain zurückzuziehen, also dahin, wo Dinge mess- und wägbar sind. Sie meiden, wenn man sie lässt, alles, was diffus und schwammig ist, also das unsichere Land der Emotionen. Viel lieber wäre es vielen von ihnen, wenn ein langer oder entsprechend dicker Penis schon für gut befunden würde, dazu eine ausreichend lange Dauer ihrer Erektion, ein kräftiger Orgasmus, fertig!
Es ist vielen Männern nicht einsichtig, warum Frauen auch noch zärtliche Worte hören wollen (ganz gut gefällt mir in diesem Zusammenhang das Wort „Ohrgasmus“) und warum das weibliche Verhalten im Bett von so unwägbaren Variablen wie dem Zyklus, dem Wetter oder dem täglichen Ärger abhängt.
Da Frauen den Männern körperlich unterlegen sind, haben sie sich im Laufe der Evolution subtile Machtmechanismen angeeignet. Diese waren ihnen- im Gegensatz zu direkter Aggression – auch gesellschaftlich erlaubt. Dazu zählen Schmollen, Strafen mit Liebesentzug, Verweigerung, passiver Widerstand, verbale Herabsetzungen, Lästern und Bloss-Stellen.
Mir kommt es zuweilen so vor, als dienten diese negativen Verhaltensweisen dazu, einen als übermächtig erlebten Feind von seinem Sockel herunter zu holen und zumindest verbal zu entmachten.
Mir kommt es so vor, als kämpften viele Frauen immer noch mit Waffen aus der Neandertaler- Zeit. Offenbar hat sich in diesen weiblichen Köpfen immer noch nicht die Erkenntnis durchgesetzt, dass sich die Gesellschaft inzwischen doch etwas zum Besseren gewandelt hat. Es wäre nützlich und spannend, wenn Frauen wie Männer begännen, sich neue, tauglichere Umgangsformen miteinander zuzulegen.

Frauen sollten es ruhig wagen, einmal direkt zu sagen, was sie wollen, anstelle zu „nerven“, und Männer sollten sich zugestehen, dass sie nicht nur materielle, sondern auch emotionale, geistige und spirituelle Wesen sind und sich auch auf diesen Ebenen nähren und erhalten sollten.
Das heisst, dass beide Geschlechter den Mut aufbringen sollten, sich in ihrer Stärke, aber auch in ihrer Verletzlichkeit zu zeigen, dann könnte ein ehrlicheres und authentischeres Miteinander entstehen, das beiden mehr Freude macht und weniger Stress.

Letzte Nacht hatte ich einen seltsamen Traum: Mir gegenüber sass ein netter, weicher und freundlicher Mann, der absolut zerknittert aussah, und auf meine Frage, ob auch seine Frau sich ihm sexuell verweigere und ihn am ausgestreckten Arm verhungern liesse, nur ergeben nickte, zugleich aber innerlich aufatmete, weil irgendjemand einmal sein Elend verbalisiert hatte.

Wie es im Leben oft so ist, begegnet mir diese Problematik natürlich nicht nur im Traum, sondern eben auch gehäuft in meinem Alltag.
Waren es in den 70er Jahren die Frauen, die gegen jahrhundertealte gesellschaftliche Unterdrückung aufbegehrten und protestierten und damit die Emanzipationsbewegung lostraten, so sind es heute in zunehmendem Masse die Männer, die mit den Wandlungen im politischen, wirtschaftlichen und sozialen Gefüge- und nicht zuletzt mit den widersprüchlichen Erwartungen an sie vonseiten der Frauen immer weniger zurechtkommen und leiden.

Rein genetisch definieren sich Männer immer noch über die Jagd und das Erlegen von Beute, entweder alleine oder im Verbund mit anderen Kriegern – und es ist weder neandertalerische Dickfelligkeit noch böse Absicht, dass sie so tickern, sondern so sind sie einfach!
Das Arbeitsleben von Männern wird nun aber zunehmend durch einen härten werdenden Konkurrenzkampf geprägt, mit massenwei-

se Arbeitslosigkeit, die Männer im Mark erschüttert (was ist ein Krieger wert, dem man seinen Speer wegnimmt?) und ihr Selbstwertgefühl untergräbt.
In der Wirtschaft werden mehr und mehr „weibliche" Fähigkeiten angefragt, wie Sozialkompetenz, Teamfähigkeit, Empathie, multitasking und Flexibilität.
Dass die Medien bereits lautstark verkünden, der Mann sei ein entwicklungsgeschichtliches Auslaufmodell, den man eigentlich nicht mehr benötige, verstärkt den Frontalangriff auf die männliche Seelenstruktur.

Schlaue Psychologen verdienen sich ihr Geld inzwischen damit, dass sie die platte Erkenntnis des marsianischen Prinzips, das Männer regiert, in Büchern und Seminaren vermarkten.
Was bedeutet das konkret? Männer gehen offensiv und direkt vor, sowohl auf der Jagd – zielgerichtet das Wild erlegen wollen, dabei schon auch anschleichen, es umstellen, aber dann gezielt angreifen und sich für die Trophäe feiern lassen – als auch in ihrem erotischen Bestreben.
Wenn ich den Aussagen männlicher Freunde glauben darf, kreist das männliche Denken in der Erotik um den sexuellen Akt an sich, um die Freude am „Jagen", „Erobern" und „Erlegen" und das Feiern des „Sieges" und natürlich gehört zu einem ordentlichen Krieger auch ein gewisses Mass an Aggression.
„Aggredere" heisst im lateinischen „herangehen an etwas", ist also ein wertneutrales Offensivsein, durchaus nicht so negativ besetzt wie das, was wir üblicherweise mit dem Terminus „aggressiv" verbinden.
Das heisst also, dass ein richtiger Mann herangeht an eine Frau, wenn er sie attraktiv findet.
Sollte die Frau den Mann nun nicht ebenso attraktiv finden, kann sie einfach auf dieses Herangehen nicht reagieren, anstatt wie heute üblich, gleich „sexueller Übergriff" zu krähen und die Gerichte zu bemühen.

Fehlt einem Mann die Fähigkeit – oder der Mut – derart auf eine Frau zuzugehen, wird sie dies eventuell bedauern und sich in Gedanken nach ihm verzehren, aber nach aussen hin wird sie ihn einen schüchternen Tölpel schelten und sich im Kreise ihrer Freundinnen schlimmstenfalls über ihn lustig machen.

Männer sind direkter in ihrer Art, an Dinge und Frauen heranzugehen. Aber sie sind damit nicht automatisch aggressiv im negativen Sinne und müssen auch aufgrund dieser Wesensart nicht von Frauen bekämpft oder vernichtet werden.
Vielmehr können Frauen lernen, dass diese Direktheit auch Vorteile hat- man weiss genau, woran man ist mit ihnen.
Männer beschäftigen sich gerne mit Dingen, die lösbar sind – es macht ihnen Freude, Lösungen zu finden und etwas zu tun.
Die meisten Männer haben Spass daran, etwas für ihre Liebste zu tun, wenn man sie ganz direkt darum bittet und fragt.
Männer können besser einparken, den Garten umgraben oder schwere Kisten schleppen, dafür kann jede Frau mühelos fünf Dinge zugleich im Kopf haben und erledigen und zudem sind ihre verbalen Fähigkeiten besser entwickelt. Schon fünfjährige Mädels können deutlich schlagfertigere Antworten von sich geben als die eher wortkargen Jungs.

Was wollen Frauen von den Männern? Weibliche Rollenbilder und ihre Kehrseiten.

An dieser Frage hat schon Sigmund Freud entnervt aufgegeben!
Ich möchte mich einer Antwort auf meine subjektive Art nähern, indem ich auf mein eigenes Leben blicke, und dem nachspüre, was ich von einem Mann wollte – und zugleich schaue, was ich bekommen habe.
Inzwischen weiss ich, dass das, was ich bekam, viel damit zu tun hatte, was ich zu geben bereit war!!

Als junges Mädchen wünschen sich viele Frauen den strahlenden Helden, der sie erobert und verzaubert, der besonders ist und sie wie eine Prinzessin behandelt. (Nicht zufällig ist die liebste Figur, als die sich kleine Mädchen an Fasching verkleiden wollen, die Prinzessin!! Jungs in dem Alter wollen Cowboy sein und knallern, oder auch Harry Potter, mit grossen magischen Zauberkräften sein– unsere Archetypen wirken, ob es uns passt oder nicht!)

Der Begriff „Archetyp" wurde durch C.G. Jung populär gemacht. Er bezeichnete damit Typen und Charaktere, die so tief im allgemeinen Unterbewusstsein verankert und allgemein verständlich sind, dass deren Erwähnung in jedem Menschen ein bestimmtes Bild auftauchen lässt. Damit verknüpfen sich auch bestimmte Eigenschaften und Attribute, die diesem Typ zugeschrieben werden.
Als Beispiele möchte ich den Helden, den Krieger, die Hexe, die Prinzessin, den Drachen oder den Magier nennen.

Dahinter steckt der Wunsch, einerseits als etwas Besonderes erkannt und geliebt zu werden, andererseits den Mühen des Alltags enthoben zu sein, und ein „Schloss" mit dem geliebten Helden bewohnen zu können. (Wie viele Menschen zieht es im Urlaub ins karibische „Paradies" oder auf Inseln, fern vom Alltag – ich bin sicher, dass hier auch diese alten Träume immer noch wirksam sind)

Das soziale Miteinander und der Druck der Mutter verjagt jedoch bald solche romantischen Ideen, und das Mädchen wird darauf getrimmt, sowohl ihre Jungfräulichkeit zu bewahren – um eine gute Partie zu machen – als auch sich selbst zu verwirklichen (nicht so abhängig und unterwürfig wie die Mutter bleiben zu müssen, die sich allzu oft in der Ehefalle fühlt).
Also wird Zeit und Geld in eine gute Ausbildung investiert, und weil Mädchen ja sozial anpassungsfähig sind, lernen sie - schon um den Lehrern zu gefallen.
Die Logik erzwingt danach, dass man den Beruf, den man jahrelang studiert hat, auch ausübt—und genau hier schnappt die Falle der männlichen Identifikation zu:
Die jungen Frauen wollen noch leistungsbereiter als ihre männlichen Kollegen sein, sie überidentifizieren sich mit dem vermeintlichen Traumberuf – und finden keine Zeit und keine Musse mehr, sich um ihre Weiblichkeit überhaupt zu kümmern.
Es fehlt ihnen auch an geeigneten Vorbildern für den Spagat, den sie leben – Frau sein und im Beruf erfolgreich sein – und so orientieren sie sich an den männlichen Bossen, eifern ihnen nach und werden dadurch immer „männlicher".

Es ist sicherlich kein Zufall, dass viele junge Frauen Schmerzen bei der Regelblutung haben, einen völlig chaotischen Zyklus haben, unter PMS und Migräne leiden, oder sich schon frühzeitig mit diversen Diäten und Schönheitsoperationen dem inneren Bild von Makellosigkeit anzunähern versuchen. (Frau ja, aber ohne Falten, Fett, Zellulite, Blut und Zyklen, am besten stromlinienförmig, funktionierend, ein perfektes Hochglanz- Uhrwerk...)

Es wird klar, dass diese Anpassungsleistung zulasten einer gesunden weiblichen Identifikation geht, denn das traditionelle Frauenbild setzt Weiblichkeit gleich mit Weichheit, Nachgiebigkeit, Schwäche, Abhängigkeit – Eigenschaften, die die erfolgreiche Berufsfrau an sich selbst ablehnt und verdrängt.

Irgendwann einmal im Leben der meisten berufstätigen Frauen- sei es ausgelöst durch einen mobbenden Chef, eine Phase der Arbeitslosigkeit oder die tickende biologische Uhr, beginnt das Bild der strahlenden „Nur- Karriere- Frau“ Risse zu bekommen – und heimlich beginnt sie so genannte Frauenzeitschriften zu lesen, oder verzehrt sich wie ihre Romanheldinnen erneut nach dem Superhelden, der sie liebt, begehrt und – schwängert.

Wenn eine solche Frau dann tatsächlich schwanger wird - auch hier gilt, dass am Anfang der Gedanke steht, der uns dann unsere Wirklichkeit formt – versucht sie sich diesen anderen Zustand so wenig wie möglich anmerken zu lassen- sie arbeitet wie sonst auch und vernachlässigt erneut die seelische Innenwendung, die jetzt nötig wäre, um sich innig auf ihr Ungeborenes einzuschwingen. Mit der Geburt dann verändert sich ihr Leben in radikaler Weise- denn das Kind lässt sich nicht in einen Acht- oder Zehnstundenrhythmus zwängen, und gehorcht auch bei genauester Planung nicht dem Kalender der Mutter.
Gelingt es der Frau, sich auf die unvorhersehbaren und spontanen Bedürfnisse ihres Kindes einzulassen, dann wird sie diese Phase ihres Lebens geniessen können.
Hält sie jedoch an ihren beruflich geprägten Perfektionsbedürfnissen fest, wird sie Mühe bekommen, ihr Kind zu organisieren und dabei innerseelisch im Gleichgewicht zu bleiben.

Früher oder später stellt sich für sie dann die Frage, wie und wann ihre unterbrochene berufliche Karriere weitergehen soll – und diese Frage wird zugleich zur Belastungsprobe für ihre Partnerschaft (sofern sie nicht in falsch verstandener Überidentifikation mit der männlichen Rolle von vornherein auf einen Lebenspartner verzichtet hat).
Die gesellschaftlichen Rahmenbedingungen sehen leider immer noch so aus, dass es Frauen besonders schwer gemacht wird, ihre Karriere weiter zu führen, wenn sie Kinder haben.

Es gibt immer noch zu wenige Tagesmütter, Krippenplätze, Ganztagsschulen und Arbeitgeber, die es auch den Vätern ermöglichen, per Teilzeitarbeit ihren Teil an der Erziehungsarbeit zu leisten.

Hand aufs Herz, meine Damen und Herren, wie wirkt auf Sie ein Mann, der mit seinen Kindern im Park spielt, anstelle mit Aktenköfferchen bewaffnet zur „Arbeit“ zu gehen?
Genau….. man hält ihn entweder für einen Versager oder einen Ausbeuter, der vom Geld seiner Frau lebt.
Der Gedanke, dass dieser Mann sich bewusst für die Nähe zu seinen Kindern entschieden hat, und womöglich daran mehr Spass und Befriedigung findet als im Beruf, kommt uns erst beim zweiten Nachdenken.
Oder aber, dass seine Frau den besser bezahlten Job hat als er – und so beide aus ökonomischen Gründen die Frau „auf Arbeit“ schicken…
Dass seine Kinder von der Anwesenheit des „männlichen Prinzips“ auch noch profitieren könnten, kommt uns als Gedanke noch einmal deutlich später.

Daran kann man auch erkennen, wie tief eingegraben die Rollenzuweisungen in uns sind.
Meine eigene Erinnerung an die Winnetou- Filme meiner Kindheit sind so, dass ich einerseits den jungen Götz George als Helden bewundert und angeschmachtet habe und um alles in der Welt gerne Karin Dor oder Marie Versini gewesen wäre, die er in seine starken Arme nahm.
Andererseits waren die Abenteuer, die er und die anderen Männer erlebten, sehr viel prickelnder als das, was die Squaws in den Tipis ihren Alltag nannten.
So musste ich den gedanklichen Spagat vollziehen, einerseits gerne der männliche Held und andererseits das geliebte Weib sein zu wollen.
Diese innere Spaltung und schizophrene Geisteshaltung erlebe ich bei vielen Frauen. Die gesellschaftliche Beschränkung eines Frau-

enlebens auf Kinder- Küche- Kirche zwingt viele Frauen in eine Phantasiewelt von Romanen und Schnulzenfilmen, weil sie wenigstens dort eine Chance auf inneres Wachstum und Entwicklung haben – jedoch immer um den Preis, dass sie dabei die Frauenrolle vergessen, verdrängen oder sogar ablehnen.
Indem eine Frau sich dann männlich identifiziert, erhält sie grössere Wachstumschancen (und oft auch mehr Geld und Anerkennung), jedoch um den Preis, dass sie zugleich auf viel weibliches Potential verzichtet, ohne es je wirklich kennen gelernt zu haben.

Ist eine Frau in der Welt der Männer dann aber doch erfolgreich, kann oftmals der Partner leider nicht mit diesem Erfolg umgehen. Anstatt sich mit seiner Partnerin mitzufreuen (etwas, was Frauen erfolgreicher Männer selbstverständlich unterstellt wird), verfallen diese Männer in Rivalitätskisten und neiden ihren Frauen die Anerkennung. Fast schon automatisch fühlen sie sich ihnen unterlegen und werden bockig. Warum eigentlich, meine Herren?
Warum könnten nicht beide erfolgreich sein, ein gutes Team bilden und sich gegenseitig mit ihren Stärken „anstecken"?

Ich bin der festen Überzeugung, dass Partnerschaften dann am besten funktionieren können, wenn beide Partner auf „Augenhöhe" miteinander kommunizieren können, d.h. wenn beide einen gleichermassen qualifizierten Beruf vorweisen können und in der Lage sind, auch eigenständig ihren Lebensunterhalt zu bestreiten – sollte dies nötig werden.
Für viele Frauen bedeutet dies, dass sie lernen, für sich mehr Verantwortung zu übernehmen – anstelle alle Verantwortung ihrem Partner zu delegieren, für Männer heisst das, dass sie lernen, mehr auch ihre gefühlsmässige Seite in der Partnerschaft einzubringen und nicht ihre Partnerinnen dazu verurteilen, die alleinigen „Gefühlstankstellen" zu sein.

Die Frauen heutzutage haben die Wahl zwischen verschiedenen Rollenbildern – jedes mit eigenen Tücken, aber auch Chancen.
Die beruflich tätige Frau bekommt sicherlich mehr Anerkennung und Geld, muss sich aber dafür auch vieles von ihrem weiblichen Potential „abtrainieren", um in der männlich orientierten Berufswelt bestehen zu können. Wenn sie eine ausreichend starke „Anima" in sich hat, und einen gleichermassen voll entwickelten „Animus", kann es ihr gelingen, ihre Arbeitswelt im besten Sinne weiblicher zu gestalten.
Die Familienfrau muss auf positive Archetypen, gesellschaftliche Anerkennung und Geld verzichten, kann jedoch ihre weiblichen Eigenschaften voll entfalten, wenn sie sich um ihr Zuhause, ihre Kinder und ihr soziales Umfeld kümmert. Gelingt ihr das, wird sie sich stolz und in Anerkennung ihrer eigenen Leistung als die „Managerin eines Familienunternehmens" sehen. Ihr Partner wird ihre Leistung würdigen – wenn er auch einmal einige Zeit mit den Kindern verbracht hat, weiss er, wie viel Arbeit die Tätigkeit einer Hausfrau und Mutter beinhaltet.

John

Ich mag an meiner Frau ihre Fröhlichkeit, ihr Urvertrauen an unsere Liebe die niemals Zweifel aufkommen lässt. Wenn ich auf Dienstreise bin, freuen mich ihre Briefe und Botschaften die sie mir für jeden einzelnen Tag mitgibt. Ich mag ihr Lachen, das Strahlen in ihren Augen und ihre Hingabefähigkeit.
Ich mag an ihr, dass sie niemals an mir und uns zweifelt.
Ich mag an ihr, dass ich mich bei ihr nach einer stressigen Woche fallen lassen kann.
Ich mag an ihr, dass sie meine Liebe zur Natur mit mir teilt.

Ich mag an ihr, wenn sie an einem Wochenende mit mir durch den Schwarzwald wandert und sie mir dann in diesen Stunden das Gefühl geben kann, alles hinter mir lassen zu können.

An meiner Exfrau fand ich am unangenehmsten, dass sie nicht bereit war, in der Ehe mit mir zu wachsen. Sie konnte sich niemals fallen lassen- wohl aus Angst, sich zu verlieren.
Sie konnte niemals authentisch sein oder mir ihre Gefühle, Gedanken, Ängste, Sorgen mitteilen. Sie hatte Angst, zu geben, weil sie nicht enttäuscht und verletzt werden wollte.
Weiterhin wollte sie meine Wünsche und Träume nicht kennen lernen. Sie wollte sich mit dem, was mich bewegt, nicht auseinandersetzen. Sie ignorierte, was ich zur Zeit lese, was mich beschäftigt (obwohl ich deutlich sichtbar diese Bücher habe in Sichtweite liegen lassen mit vielen farblich markierten Stellen). Ergo war für mich die Botschaft: „Sie interessiert sich nicht für dich".
Sie wollte meine „versteckten" Botschaften nicht hören! Sie war sich ihrer selbst zu sicher.
Ihr unglaublicher Stolz war pures Gift für unsere Ehe!!!!!
Meine Ex nervte mich, wenn sie mich hysterisch zur Toilette zerrte, weil ich mal wieder neben die Schüssel gepinkelt hatte.
Es nervte mich, wenn ich als Argument dafür herhalten musste, dass sie keine Lust hatte, sich mit Ihrer Nachbarin zu treffen. Sie lebte nur im heute und hat jegliche (finanzielle) Verantwortung für die Zukunft abgelehnt.
Abends verbrachte sie Stunden vor der Glotze und ging meist erst nach 1.00 Uhr ins Bett.
Weil unsere Ehe kinderlos blieb, war sie traurig und psychisch angeschlagen. Aber sie schlief auch nicht mit mir (übrigens will ich mit einer Frau nur schlafen, wenn sie mich liebt und nicht nur um Kinder zu zeugen)!
Liebesentzug ist Betrug an der Ehe !!! (Zu Machomässig ?????)
Ich schwöre aber, dass ich niemals in meinem Leben mit einer Frau geschlafen habe nur um der „Triebe" willen, nein, dazu war mir jede Frau die mir in meinem Leben begegnet ist, viel zu schade.

Ich wünsche mir von meiner Partnerin Vertrauen , Offenheit, Ehrlichkeit und Akzeptanz (!!!!!),
Man sollte sich in Sachen Erotik eine „Umkompliziertheit“ von Anfang an zulegen, was meiner Meinung nach mit Reife und Erfahrung zu tun hat.
Erotik, die wie das gemeinsame Essen oder das gemeinsame Gespräch einfach dazugehört.
Spricht man von Anfang an offen über die Erotik, ist dies Bestandteil der Partnerschaft und man begegnet diesem Thema dann auch so unbeschwert, wie es dieses Thema verdient hat.
Wenn die Erotik zu verklemmt gelebt und erlebt wird, entfernt dies die Partner voneinander – und ich als Mann habe mich dann immer mehr in meine Phantasien geflüchtet, weil meine Realität einfach so trostlos war.

Den Macho fürs Bett, den Softi für die Kinder

Wenn man den wissenschaftlichen Untersuchungen glauben darf- und in diesem Falle bin ich geneigt, ihnen zu glauben – verändert sich der sexuelle Appetit einer Frau im Laufe ihres Zyklus.
Sobald sie auf den Eisprung zusteuert, fällt ihr wollüstiger Blick eher und verstärkt auf den typischen Macho- also markantes Kinn, v- förmiger Oberkörper, muskulöser Po – mithin der Latin lover par excellence.

In den restlichen Phasen des Zyklus, vor allem nach dem Eisprung, bevorzugt Frau eher den weiblichen, sanfteren Typus Mann- also exakt jenen, der sie und ihre Brut behütet und versorgt.

Was bedeutet das für den Alltag von Beziehungen?
Nun, zunächst einmal, dass Frauen sich entweder für den einen oder für den anderen Typus entscheiden, wenn sie mit einem Mann eine dauerhafte Beziehung eingehen.

Wählt eine Frau Variante 1, so hat sie die Chance auf sensationellen Sex – aber um den Preis, dass ihr Auserwählter es unter Umständen mit der Treue nicht so genau nimmt, und auch um den Preis, dass er – sobald Kinder in die Gemeinschaft kommen, zum faulen Macho mit zwei linken Händen mutiert- und sie sich schlussendlich in der Rolle der allein erziehenden Mutter wieder findet – mit der pikanten Note, dass sie ausser dem realen Kind noch ein schmollendes Gross- Baby zuhause hat, das ständig umhegt und gehätschelt werden möchte: Ihren Ex- Geliebten, der sich mit der Rolle des Familienvaters hoffnungslos überfordert fühlt und viel lieber wieder die unabhängige, ganz auf ihn eingestellte Geliebte möchte (und diese denn leider auch oftmals ausserhalb der Beziehung findet.)

Entscheidet sich Frau für Variante 2, so hat sie in aller Regel einen treuen Daddy, der sich zudem liebevoll um seine Kinder kümmert,

sich auch in die Küche stellt und nicht der irrigen Ansicht ist, dass das Staubsaugen nur in den weiblichen Genen eingraviert und dort als Programm abrufbar sei.
Kurz, sie hat einen Mann, um den sie viele andere Frauen glühend beneiden, aber: Sie hat auf ein Mal keine Lust mehr, mit diesem Schmusebär ins Bett zu gehen und träumt stattdessen von Eros Ramazotti und dessen Glutaugen.

Ja, geht`s denn noch, meine Teuerste, möchte man solchen Frauen zurufen und ist schon fast versucht, ihnen die Leviten zu lesen, solange man die hormonellen Hintergründe solcher Anwandlungen nicht kennt.

Offenbar hat die Natur den Frauen als Schikane eingebaut, dass sie bei der Auswahl des potentiellen Vaters ihrer Nachkommen zu Zeiten des Eisprungs vor allem darauf achtet, dass die genetischen Merkmale möglichst stark sind, also auf Überleben der Nachkommenschaft geeicht.
Der Natur geht es nun einmal nur um das Überleben der Rasse – nicht um die tatsächliche Aufzucht der Brut in den achtzehn bis zwanzig Jahren, die sich an den Akt anschliessen. Da hat die Natur offenbar das Mäntelchen der Verschwiegenheit drüber gelegt!

Es scheint also so zu sein, dass die Paarbildung- und das spätere Glück als Paar, auch von solch zufälligen Variablen wie dem Zyklusstand der Holden abhängt.
Nun, ganz so simpel ist es auch wieder nicht – ich habe in den anderen Kapiteln ja schon ausgeführt, was es so alles an Fallstricken und Fussangeln gibt, die den Weg zum Glück zu zweit erschweren.

Die Sache mit dem Softi und dem Macho scheint mir aber insofern von Bedeutung, als sie vielen Frauen klar machen kann, was ihnen ihre Biologie als wichtiger diktiert hat:

Wer einen Athleten zuhause hat, im Stile von George Clooney oder Sean Connery, der sollte sich darüber klar werden, dass hier die Biologie gerufen hat: „Hey, ich will Spass im Bett, ich brauche eine starke Schulter und jemanden, der mich auf Händen trägt – und erst in zweiter Linie einen Kindsvater (vielleicht könnte ich gar gänzlich ohne Kinder alt werden und mein Leben geniessen).
Haben Frauen mit solchen Männern nun doch Kinder, so bringt es nichts, wenn sie versuchen, ihren Liebsten zum Hausmann „umzuerziehen".
Am ehesten kann frau diesen Liebsten doch noch zu einem brauchbaren Vater machen, indem sie ihn nicht zu kurz kommen lässt, ihm immer wieder zu verstehen gibt, dass er der Held ist, ohne dessen Hilfe sie verloren wäre.
Machomänner fühlen sich wohl in der Rolle des Beschützers und Helden – behelligen Sie ihn besser nicht mit dem Müll oder den Windeln; bitten Sie ihn stattdessen um mehr Geld für eine Putzfrau, damit Sie mit ihm abends fein ausgehen können – solche Aussichten motivieren den Herrn!

Ich weiss, das klingt vielleicht nach einem abgekarteten Spiel, viel zu plump und grob für die Frau der Neuzeit, unter ihrem intellektuellen Niveau.
Aber: So funktionieren unsere Gene nun einmal, meine Damen und Herren, wollen Sie das Rad neu erfinden?

Wer hingegen das Modell Kindsvater zuhause hat (unübertroffen war hier Robin Williams in seiner Rolle als Mrs. Doubtfire im gleichnamigen Kinofilm), sollte sich nicht darüber beklagen, dass ihr Goldstück nicht auch noch ausschaut wie Carlos Banderas als Zorro.
Neben dem Kochen für die Kinder, dem Spielen mit denselben, ihrem Geschrei und ihren Fragen bleibt leider keine Zeit mehr, um stundenlang ins Fitness- Studio zu gehen, sich dort vor dem Spiegel zu aalen und selbstverliebt seine Muckis zu bewundern.

Wenn ihr Mann also eher einen Waschbärbauch denn einen Waschbrettbauch vorzuweisen hat, machen Sie als Frau sich klar, dass die Larve ohnehin vergänglich ist und besinnen Sie sich auf seine inneren Werte.
Ist es nicht tröstlich, zu wissen, dass er eher einen Nachmittag damit verbringen würde, seinen Kindern einen superschnellen Drachen zu basteln, als seiner Sekretärin in einem heimlichen Schäferstündchen den Drachen zu machen?

Meine Damen, meine Herren, jeder von uns hat seine guten Seiten, wie auch jeder und jede von uns ihre Schwächen hat.
Ein guter und liebevoller Partner sollte uns nicht immerzu mit unseren Schwächen nerven (die wir ohnehin bestens kennen), sondern er sollte uns für unsere Stärken loben, seinen liebevollen Blick darauf lenken und uns non-direktiv dabei unterstützen, über unsere Schwächen hinauszuwachsen.

Ich weiss, auch das ist ein hoher Anspruch, aber Hand aufs Herz: Wie gut würde es Ihnen gefallen, wenn Sie kaum Lob, dafür aber reichlich Tadel bekämen?
Denken Sie an Ihren Chef, Ihre Mitarbeiter, Freunde, Nachbarn, Geschwister?
Es ist immer die gleiche Melodie: Menschen werden besser, wenn man sie lobt und so achtet, wie sie sind – und wenn man ihnen wortlos zutraut, dass sie noch besser sein könnten in der Zukunft!

An dem Satz, dass Frauen nicht wissen, was sie wollen, ist etwas dran- nämlich das, dass sich unter dem Einfluss unserer Geschlechtshormone Östrogen respektive Gestagen der weibliche Männergeschmack verändert. Um den Eisprung herum gelüstet es uns nach den „Eye candies“, zu den übrigen Phasen des Zyklus nach einem Beschützer.
Je nachdem, welches Exemplar der Sorte Mann eine Frau später dann zuhause hat, ist sie mit ihm in der einen oder anderen Richtung unzufrieden.

Tip für Frauen: Denken Sie zurück, was Sie an Ihrem Partner anfangs fasziniert hat und machen Sie sich klar, dass er diese Eigenschaften immer noch hat—auch wenn diese IHNEN inzwischen nicht mehr ganz so wichtig sind.
Sie werden aus ihm keinen anderen Menschen machen können – daher geniessen Sie das, was Sie haben!!
Tip für Männer:Wenn Sie eher zur Sorte Macho gehören, versuchen Sie einmal, in sich auch das Potential zu einem verlässlichen und umsorgenden Mann zu erschliessen- denn das erweitert Ihre Möglichkeiten – und wird vermutlich dafür sorgen, dass Ihre Frau Sie auch in den anderen Zyklusphasen innig liebt!
Sollten Sie eher der Typ Daddy sein, gönnen Sie sich und Ihrer Partnerin – speziell in Zyklusmitte, doch einmal das Vergnügen, den Wolf in Ihnen von der Kette zu lassen. Seien Sie wilder, mutiger und verwegener – denn das steckt auch in Ihnen!

Was ist die vermeintliche Macht der Männer?

Okay, körperlich sind die meisten Männer den durchschnittlichen Frauen überlegen, weil nicht jede Frau wie Tamara Press gebaut ist (für die jüngeren Leser und Leserinnen – sie war eine russische Kugelstosserin in der Ära, als Doping weit verbreitet war im Ostblock; daher sah Tamara auch immer aus, als habe sie sich erst am Morgen des Wettkampfes das letzte Mal rasiert, was aber an der Steroid-Akne als äusserem Anzeichen für das Doping und der männlichen Körperform nichts ändern konnte.)

Ich gebe auch zu, dass ein Penis durchaus als Waffe gebraucht werden kann, davon können all die Frauen ein Lied singen, die je Opfer einer Vergewaltigung oder sonstigem sexuellen Missbrauch geworden sind.

Aber macht dies sofort aus jedem Mann einen potentiellen Gewalttäter und Frauenschänder?

Sicher nicht. Ich kenne viele Männer, die so sanftmütig, freundlich und nachgiebig sind, dass sie eher Monate erotischer Durststrecke in Kauf nehmen, als auch nur ein einziges Mal gegenüber einer Frau Gewalt anzuwenden.

Die Männer, die eine Frau missbrauchen, tun dies meist nicht, weil sie sich ihr überlegen fühlen – es geschieht aus dem Grundgefühl von genereller Unterlegenheit heraus—und so wollen diese kranken Hirne wenigstens das Wesen demütigen, das ihnen körperlich unterlegen ist- eine Frau oder ein Kind.

Passend dazu heisst es in einem Song: "Woman is the slave of the slave…"also übersetzt: "Eine Frau ist noch der Sklave eines Sklaven…"

Die allermeisten männlichen Gewalttäter sind zudem in ihrer eigenen Kindheit zum Opfer von Gewalt geworden, kennen also kein anderes Verhaltensmuster als den Einsatz von körperlicher Gewalt. (..hier müsste Rehabilitation, Therapie und Umlernen ansetzen – diese Männer müssten lernen, dass es viele andere Möglichkeiten gibt, mit anderen Menschen zu interagieren und sie müssten auch

lernen, mit Frust und Enttäuschung fertig zu werden und diese auszuhalten.)
Ich will damit keine Entschuldigung für diese Männer finden. Ich stehe ganz klar auf dem Standpunkt, dass Gewalt und Übergriff kein probates Mittel der Auseinandersetzung ist- weder im persönlichen Leben noch im grösseren Kontext von Staat und Gesellschaft. Es müsste aber Möglichkeiten geben, aus diesem verhängnisvollen Kreislauf der Generationen auszusteigen. Es gibt bereits Ansätze in der Familientherapie, die diesen systemischen Ansatz berücksichtigen. Auch Bert Hellinger hat mit seinen Familienaufstellungen einiges Licht ins Dunkel von familiären Verstrickungen gebracht.
Es ist aber sicher auch Aufgabe jedes Einzelnen, bewusst aus den Mustern der eigenen Kindheit auszusteigen und für sich passende Formen des Lebens zu finden.

Neben der körperlichen Überlegenheit von Männern ist es auch ihr besseres Verständnis für Technik, ihr besseres räumliches Vorstellungsvermögen und ihre direktere Art, die ihnen in der Vergangenheit Vorteile verschafft hat.
Die Hierarchien in Politik und Wirtschaft sind so gestaltet, dass Männer einander gegenseitig zwar bekämpfen (Gockelkämpfe nenne ich derlei immer gerne) – aber wenn es darum geht, gegenüber den Frauen aufzutreten, halten Männer zusammen. Sie haben die besser funktionierenden Netzwerke, ob das der Fussballverein ist, der Kegelclub, die freiwillige Feuerwehr oder der Aufsichtsrat – in solchen Institutionen sucht man Frauen meist vergebens.

Diese Männerbünde wirken auf Frauen auch deshalb so unheimlich und beängstigend, weil so wenig über sie nach aussen dringt—eben weil Männer im allgemeinen und im speziellen über einander so wenig sprechen.
Ich hatte indes mehrfach in meinem Leben die Gelegenheit, bei solchen Zusammenkünften dabei zu sein. Meine Damen, ich kann Ihnen versichern, es ist nicht halb so spektakulär, wie es sich die weibliche Phantasie auszumalen pflegt.

Männer schweigen auch untereinander, wenn es nicht gerade um die Bewältigung der einen oder anderen Weltkrise (oder die entscheidend richtigen Strategien für das vergangene, verlorene Fussballspiel) geht.
Wir Frauen versäumen also nichts, wenn wir dort nicht zugegen sind—ich vermute, es würde uns langweilen, dem dumpfen Brüten und Schweigen zuzusehen.
Wenn ich aber Männer frage, wie es ihnen gefallen hat, höre ich:
„ Prima, es war ein wundervoller, entspannter Abend!" oder ähnliche Kommentare.
Es scheint Männern demnach weniger bis gar nichts auszumachen, wenn nicht mit ihnen gesprochen wird—im Gegenteil, sie scheinen es sogar zu geniessen.
Für die meisten Frauen wäre dies eine schreckliche Vorstellung – Frauen sind viel empfindlicher für verbale Vernachlässigung als Männer – Stille macht Männern nichts aus, sie bemerken sie oft noch nicht einmal.
Auf Frauen wirkt sie bedrohlich- und sie meinen, dass Männer das Schweigen als Machtmittel gegen sie einsetzen.
Soweit, meine Damen, würde ich nicht gehen, denn Männer sind im allgemeinen „maulfaul", reden ist für sie nicht so wichtig wie tun – und im Normalfall sind sie auch nicht so raffiniert, um Schweigen als Strafe einzusetzen – es ist ihnen nur nicht wichtig, solange sie etwas zu tun und umzutreiben haben.
Anders sieht es aus, wenn man einen Mann zur Untätigkeit verdammt, sei es durch Bettlägerigkeit, Unfall oder Berentung.
Dann können Männer in der Tat grantelig werden und ihre Umwelt nerven.
Man gebe ihnen eine Aufgabe und etwas zu tun – und sie verwandeln sich zurück in liebenswerte Zeitgenossen. (und sei es nur das Ausführen des Hundes, eine Pokerrunde zu organisieren oder das Einkleben der Briefmarkensammlung. Man mache sich indes als Frau darauf gefasst, dass das Ganze geplant und durchgeführt wird wie Napoleons Russland- Feldzug. Was für Frauen eine unter vielen

anderen, nebenher zu erledigenden Pflichten ist, wächst sich unter männlicher Federführung schnell zu einem Grossprojekt aus.)

Ich war in meinem Leben immer wieder erstaunt darüber, wie Männer es fertig bekommen, ihr Tun als wichtig und bedeutsam hinzustellen – was eine durchschnittliche Frau fast sofort in ehrfürchtiges Erstaunen versetzt – und bei ihr den Automatismus in Gang setzt, ihr eigenes Tun sei dem gegenüber nicht so viel wert – schlicht, weil sie im allgemeinen ihr eigenes Werken nicht mit soviel Aufhebens präsentiert.
Dass dies so ist, ist mir beim Schreiben meines ersten Buches in aller Deutlichkeit klar geworden. Damals schrieb ich, wie auch heute noch, immer nebenher, neben Beruf, Haushalt, Kindern, Freunden und all dem, was den weiblichen Alltag sonst noch ausmacht.
Als ich dann miterlebte, wie mein damaliger Partner seine schriftstellerische Tätigkeit zelebriert hat – nämlich ausschliesslich, unter Ausschluss jedweder anderer Verpflichtungen, unter Wahrung von klösterlicher Stille und störungsfreiem Ambiente, fiel es mir wie Schuppen von den Augen: Männer zentrieren sich immer nur auf eine Sache – und diese wird, weil nichts anderes dann mehr zählt – mit grosser Wichtigkeit verfolgt und vorgetragen.
Frauen als Expertinnen des multi-tasking hingegen haben immer alle Hände voll zu tun, können sich daher einer einzelnen Sache auch gar nicht mit soviel Hingabe widmen und verpassen es damit auch, sich und ihrer Tätigkeit diesen Anschein von hoher Bedeutsamkeit zu verleihen.
Auf eine gewisse Art sind es die Frauen selbst, die das, was Männer machen, als machtvoller und wertvoller ansehen als das, was sie selbst tun.
Wenn Frauen begännen, sich selbst mehr anzuerkennen und zu schätzen, würde sich automatisch das relativieren, was Männer tun – oder halt auch nicht- und das Eigene würde wichtiger.
Dann, meine Damen, müssten wir aber auch beginnen, wirklich Verantwortung für uns selbst zu übernehmen – weg vom Image der

„gelernten Hilflosen“ und dem Weibchen hin zu einer wirklichen Frau, die ihre Macht kennt.

Männer sind körperlich den meisten Frauen überlegen, sie haben mehr Muskelmasse und gehen im allgemeinen offensiver und direkter durchs Leben. Sie haben keine Erziehungsverbote bezüglich ihrer Aggression zu überwinden, was sie auch oft durchsetzungsfähiger und kämpferischer scheinen lässt.
Männer können sich zudem auf eine einzige Sache zentrieren, was sie sehr focussiert und entscheidungsfähig erscheinen lässt.
Männer als Jäger brauchen Kommunikation und Unterhaltung weniger als soziale Instrumente – sind daher auch nicht so leicht mit Worten zu beeindrucken wie Frauen.
Männer definieren sich durchs Tun, durch Aktion und das Lösen von Aufgaben – was zugleich eine ihrer Stärken und ihrer Schwächen ist.
Denn nicht immer ist das tun die beste aller möglichen Lösungen-zuweilen ist es klüger, erst einmal hinzuhören und zu erlauben, dass Dinge sich entwickeln. Dazu ist es für Männer nützlich, wenn sie in sich die Fähigkeit entwickeln, zwischen den Worten zu hören, ähnlich dem zwischen den Zeilen lesen.

Julian

Ich mag an meiner Frau, dass wir zusammen lachen können. Ich bin und fühle mich sehr lustig und witzig mit ihr. Sie ist sehr kommunikativ. Sie hakt nach und mag es, wenn nachgehakt wird. Ich kann ich selbst sein mit ihr. Sie ist bereit, sich zu entwickeln und mit sich selbst weiterzukommen. Sie ist sehr attraktiv, intelligent, aufmerksam und sehr sensibel. Sie hat ein grosses Herz.

Sie kann manchmal sehr rücksichtslos sein, und im Namen der

Handlung einfach vorwärts marschieren und mich auch ziemlich überfahren. In manchen Dingen wie Management und Organisation ist sie einfach viel besser als ich. In ihrem Beruf ist sie bis jetzt erfolgreicher als ich. Das ist nicht immer ganz einfach für mich, aber nicht weil sie nicht soll, sondern weil ich auch möchte.

Ich nerve mich manchmal sehr, wenn sie nicht auf mich eingeht, oder sich nicht auf mich einlässt. Manchmal kommt sie und will was von mir und lässt nicht locker, auch in Streitgesprächen, bis sie hat was sie will. Wenn ich wiederum will, dass sie auf mich eingeht, kann sie ganz einfach abblocken und uninteressiert sein. Und dann muss ich wütend und genervt reagieren, damit sie sich gezwungen sieht, auf mich einzugehen und diese Rolle gefällt mir nicht.

Ich wünsche mir von ihr, dass sie mich als jemanden sieht, auf den sie sich verlassen kann. Das heisst aber auch, dass ich von mir wünsche, dass ich verlässlich bin und mich aus so verhalte. Und schlussendlich heisst dies auch, dass ich mir wünsche, in der Partnerschaft jetzt aber wohl mehr später die Dinge, welche sie bis jetzt immer mit eiserner Faust geregelt hat (Geld, Verantwortung, Administratives) auch mit mir teilt, und nicht nur nachfragt (es ist ja toll wenn jemand die Dinge regelt, ist mir aber lieber wenn ich meinen auch gemeinsamen Teil der Verantwortung mittrage). So gäbe es schlussendlich auch auf diesem Niveau eine gleiche Partnerschaft.

Sie und ich haben ungefähr die gleichen Bedürfnisse, und sind somit, erotisch und auch körperlich, ausgeglichen. Das Gleichgewicht verhindert, dass einer immer mehr will als der andere, und somit verhindert dies auch ein Ungleichgewicht in Machtkämpfen bezüglich Sex, respektive es erübrigt sich.
Der emotionale Teil der Erotik ist bei uns beiden sehr wichtig, denn mit ähnlicher Sensibilität und den gleichen Bedürfnissen nach Zärtlichkeit (also nicht einfach nur Sex) ist dies auch gut möglich.
Manchmal macht es so viel Spass, dass wir zusammen aus Freude lachen müssen.

Was haben Frauen als Stärke und Macht vorzuweisen?

Zunächst einmal sind Frauen belastbarer, zäher und ausdauernder als Männer. Sie können auch unter widrigsten Umweltbedingungen überleben und werden durchschnittlich ca. 7 – 10 Jahre älter als Männer. Sie sind sprachlich den Männern weit überlegen, können im sozialen Kontext weitaus schneller Kontakte knüpfen und Freundschaften pflegen. Sie können mehrere Dinge gleichzeitig tun, ohne verwirrt zu sein. Ihre grösste Macht indes ist ihr unerschöpfliches Lustpotential. Wenn sich Frauen darüber klar werden würden, dass ihre Klitoris (die übrigens bei weitem grösser ist als die Spitze davon, die sichtbar ist, nur eben „unterirdisch") als Lustinstrument dem männlichen Penis bei weitem ebenbürtig ist, denn die Klitoris kann zahlreiche Orgasmen nacheinander produzieren und erleben, ohne zu ermüden oder einer Pause zu bedürfen, dann würden Frauen wahrscheinlich das Märchen von ihrer körperlichen Unterlegenheit sehr schnell ad acta legen und sich an ihrer Potenz und Lustfähigkeit freuen.
Wenn ich Männergesprächen zuhöre, so kommt deren Neid auf die immer potente Frau rasch zum Ausdruck, unter anderem in Witzen wie:"Was unterscheidet Männer von Frauen? Frauen können ihre Tage haben, Kinder gebären und sogar noch nach dem Tod Sex haben!"

In den achtziger und neunziger Jahren gab es eine sehr heftige Frauenbewegung – Stichwort: „Mein Bauch gehört mir!!" Wir menstruieren gemeinsam, essen die Plazenta und geben uns überhaupt ganz natürlich, was als Episode auf dem gesellschaftlichen Weg sicher interessant und wichtig war. Frauen hatten damals den Eindruck, sie müssten sich gegen die jahrhundertelange Unterdrückung wehren und sich gegen die Männer wenden. Zudem wollten sie endlich sich selbst und die weibliche Macht entdecken und zu sich selbst stehen. Dieser Prozess der Selbstfindung wurde dadurch erschwert, dass es kaum weibliche Vorbilder gab und gibt, denen frau hätte nacheifern können – alle weiblichen Rollen waren mit dieser Unterdrückungs-Tünche übermalt, und so musste erst einmal ein radikaler Gegenentwurf her, der aber im Privaten nicht dazu beitrug, dass sich die beiden Geschlechter näher kamen.

Ich hatte vielmehr den Eindruck, dass diese Frauen eine Nabelschau betrieben, und das ganze eher darauf hinauslief, dass man sich in der Gesellschaft gleich gesinnter Freundinnen die seelischen Wunden leckte: „Wir sind die armen Geschöpfe, die monatlich bluten, die die Kinder austragen müssen, die für gleiche Arbeit schlechter bezahlt werden und die von den Männern sowieso nicht verstanden werden."
„Dafür sind wir an den Rhythmen des Lebens dichter dran, und sind die besseren Menschen.
Dabei wurde übersehen, dass Frauen einfach nur anders sind als Männer – weder besser noch schlechter, nur anders.
Mein Eindruck ist, dass in diesen extremen Bewegungen sicherlich ein Körnchen Wahrheit gefunden wurde, dass aber aufgrund der historischen Prägung wieder einmal das männliche Weltbild als Referenz zugrunde gelegt wurde, gegen das sich abgesetzt wurde.

In der Phase der Revolution, als die ich die 60er rückblickend sehe, ist es sicherlich notwendig, sich abzugrenzen, aber heutzutage sollte statt der immer noch andauernden Verweigerung allmählich ein menschlicheres Verhalten Platz greifen.

Das erinnert mich ein wenig an die Medizin und die Falle, in der diese seit Jahren steckt: Alle Welt – wissenschaftlich betrachtet- kräht nach „randomisierten, doppelblinden, multizentrischen Studien", obwohl jeder Laie weiss, dass keine zwei Menschen gleich sind und gleich reagieren - Medizin kann im besten Falle immer nur optimal für den Einzelfall sein,
Alle positiven Resultate, die es sowohl in der Schulmedizin als auch in der Naturheilkunde gibt, fallen durch das Raster, sofern sie nicht den „wissenschaftlichen" Kriterien genügen.
Wenn nun aber die Grundannahmen schon falsch sind, wie soll dann darauf aufgebaut etwas Wahres und Echtes herauskommen?

So ähnlich kommt mir auch die damalige Diskussion vor – es wurde angenommen, dass die Welt der Männer und deren vordergründige Überlegenheit die einzige Wahrheit sei.
Inzwischen wissen wir, dass dem nicht so ist, aber immer noch richtet sich viel Protest gegen genau dieses Konstrukt.

Es wäre an der Zeit, genau hinzuschauen und sich von den alten Zöpfen zu verabschieden. Wie wäre es dagegen mit der Erkenntnis, dass Männer auch einem falschen Rollenbild aufsitzen und in vielen Fällen so geprägt werden, dass sie wichtige Teile ihres Menschseins gar nicht leben dürfen?
Wie wäre es, wenn die Frauen sich aufmachten, ihre Vorteile in Bezug auf soziale Einfühlung, Gespürigkeit und Intuition auch ihren Männern nutzbar zu machen- ohne sie gleich damit zu manipulieren?
Wie wäre es, wenn beide Geschlechter begännen, neue Konzepte zu entwerfen für ein liebevolles Miteinander?

Männer dürfen sich von den Frauen abgucken, wie man sozialer miteinander lebt – zugleich dürfen sich Frauen von den Männern abgucken, wie man direkt und ohne Schnörkel miteinander kommuniziert.
Frauen können besser mit Worten umgehen und nutzen sie als Instrumente, um das Miteinander zu organisieren – davon könnten Männer profitieren.
Frauen können mehrere Dinge zeitgleich tun, sie sind umsichtig und vielseitig.
Männer können das von ihnen lernen.
Beide Geschlechter könnten sich aufmachen, die alten Rollenbilder abzulegen und sich darauf zu besinnen, sowohl einen inneren Mann als auch eine innere Frau in sich leben zu lassen.
Konkret kann das heissen, dass eine Frau lernt, einen Reifen zu wechseln oder elektrische Geräte zu bedienen, während ein Mann kocht oder mit den Kindern spielt und sich deren Sorgen anhört.

Nur auch da, meine Damen, meine Herren, kippen Sie bitte nicht das Kind mit dem Bade aus: Ein Mann – auch der beste und liebevollste – wird NIE so werden wie Ihre beste Freundin, und keine Frau wird auch bei guter Pflege Ihren besten Kumpel ersetzen können.
Nehmen Sie die Unterschiede als etwas hin, was nicht nur spannend ist, sondern auch gut und wichtig.

Krokodilstränen und andere unlautere Machtmittel

Dies ist ein Kapitel, das ich am liebsten nicht geschrieben hätte, weil es bedeutet, die weiblichen Machtmissbrauchsmuster unter die Lupe zu nehmen. Das bedeutet zugleich, dass ich mich der heftigen Kritik meiner Geschlechtsgenossinnen aussetze, weil ich gut gehütete Geheimnisse preisgebe – und frau mutmassen kann, ich möge meine „Schwestern im Geiste“ nicht.

Daher gleich vorweg: Ich mag Frauen, zumindest alle diejenigen, die ehrlich sind, soweit sie es vermögen, die nicht tricksen und manipulieren, die aufrichtig sind und kritikfähig, die klug, liebevoll und verletzlich sind, die um ihre Stärke wissen, ohne arrogant zu sein, kurz all die, die sich wie menschliche Wesen aufführen!

Und nur um die anderen geht es hier, um all jene weiblichen Wesen, die so agieren, dass sie allenfalls eine Farce von Weiblichkeit zum Besten geben.

Konkret richtet sich meine Kritik gegen Frauen, die Emotionen als Machtmittel missbrauchen.
Damit meine ich z.B. all jene, die sich vor einer heftigen Diskussion mit ihrem Partner scheuen – sei es, weil sie ahnen, dass sie nicht im Recht sind oder einfach nichts von dem hören wollen, was er zu sagen oder zu wünschen hätte – und dann beim ersten klareren Wort sofort in Tränen ausbrechen.
Diese Krokodilstränen sind nicht echt, meine Herren, aber was geschieht?
Jeder halbwegs normal reagierende Mann ist sofort schachmatt, mundtot und erstarrt:
„Oh, Gott, das Liebchen weint, und ich bin schuld!“ was wiederum sofort den ritterlichen Chip im männlichen Hirn aktiviert und er umschaltet auf das Programm: „Mein Liebchen ist in Not, ich muss der Held sein und sie retten!“

Und schon ist das unechte Tränen vergiessende Weibchen raus aus der Schusszone und kann ihrem Helden nach Gutdünken den einen oder anderen Ring durch die Nase ziehen (oder um den Ringfinger legen).

Gleich noch zur Klärung: Ich plädiere nicht dafür, das eine Frau NICHT weinen dürfte—sie darf, und auch Männer dürfen!!!

Aber ich finde es widerlich, wenn Tränen geweint werden, um subtil Macht auszuüben, berechtigte Kritik abzuwürgen oder sich sonst wie Vorteile im Beziehungsgefüge zu erschleichen.

Leider scheint es für Frauen immer noch ein gelerntes Muster zu sein, tränenüberströmt zusammenzubrechen, anstelle ihre Anliegen offen anzubringen und auszusprechen.
Gewiss, das erfordert Courage, das erfordert auch die Toleranz und Stärke, auszuhalten, dass man nicht alle seiner Wünsche „durchbringt", aber das wäre ein Verhalten, wie es sich unter erwachsenen Menschen gehört.
Und frau hätte die Verantwortung für sich selbst übernommen.

Heult sie dagegen los, eröffnet ihr dies ein weites Feld an Manipulationsmöglichkeiten:

1. eilt ihr Held nicht sofort zu ihr und tröstet sie (wobei er die laufende Diskussion natürlich sofort beendet und auch nicht wieder aufleben lässt..), kann sie ihn ein herzloses Monster nennen und einen selbstbezogenen Macho aus dem Bilderbuch.
2. eilt der Held hingegen zur Stelle und verhält sich drehbuchmässig, so kann sie ihn zwar nach Belieben steuern – allerdings um den Preis, dass sie ihn unter Umständen auch dafür verachtet, dass er so weich und schwach ist—und dazu naiv genug, um ihre Schliche nicht zu durchschauen.
3. erstarrt der Held, weil er mit so geballter weiblicher Emotion überfordert ist, kann sie ihn ebenfalls schmähen mit den

Worten: “Du tust nie etwas für mich, Du verstehst mich einfach nicht, und ich bin Dir wahrscheinlich sowieso egal !“

Kurz, egal, wie sich der Mann verhält, er sitzt immer in der Falle des double- bind, d.h. egal, wie er sich verhält, es kann immer falsch sein.

Eine andere, weit verbreitete und bedenkliche Strategie des weiblichen Manipulierens und Machtspielchens ist es, sich als Frau dümmer oder schwächer zu stellen als frau in Wirklichkeit ist.

Ich kann mich noch bestens an eine Szene aus meiner Jugendzeit erinnern, die wie folgt ablief:
Unsere Jugendgruppe war beim Lagerfeuer und wollte Würstchen braten. Einer der netten Jungs sitzt dort und denkt sich nix Böses, als ein Mädchen, das ein Auge auf ihn geworfen hat, sich dazu aber nicht bekennen mag, dem Knaben nähert mit den Worten: „Könntest Du mir nicht einen Stecken schnitzen für meine Wurst- ich kann das nicht!!“
Der solcherart zum Ritter Geschlagene hat natürlich fast reflexartig dieser Schlange einen Stecken geschnitzt- und ging ihr damit ins Netz.

Ich habe damals schon nicht verstanden, wie es dieses Mädchen geschafft hat, sich am nächsten Morgen im Spiegel anzuschauen—ich wäre rot geworden ob solch einer dreisten Lüge—aber der Junge hat nie in Frage gestellt, dass sie tatsächlich „zwei linke Hände hatte“ oder nicht.

Auch heute erlebe ich immer wieder Szenen, in denen es Frauen problemlos gelingt, ihren Männern diverse Pflichten aufzubürden, immer unter dem Deckmäntelchen des „Ich kann nicht, ich bin zu schwach, ich bin zu unbegabt, ich bin technisch nicht so bewandert, Du kannst das viel besser, Du bist der Experte etc. pp.....“ und die Männer machen!!

Sie hinterfragen nicht kritisch, ob das auch wahr ist, was ihnen ihre Frauen, Freundinnen oder Töchter da auftischen, sie machen einfach, gemäss dem Motto: Wenn ich schon gebraucht werde mit meiner Kraft, meiner Intelligenz oder meinem Geldbeutel, dann nehme ich doch diese Anerkennung gerne an (ich bekomme ja oft sonst keine.)

Klaglos schleppen sie dann nach einem langen Arbeitstag noch die Sprudelkisten, mähen den Rasen oder bewegen schwere Blumentröge aus der Sonne in den Schatten oder umgekehrt, holen den Nachwuchs von diversen sportlichen Aktivitäten ab oder kümmern sich um die neue Fotokamera der Gattin.
Manche dieser Männer wirken auf mich wie duldsame Mulis, die jede Last schleppen und nicht einmal darüber nachdenken, ob die Lasten auch gleichmässig verteilt sind.

Sie scheinen vielmehr der Auffassung zu sein, dass sie all dies machen müssten, einfach weil sie die Männer sind--- und vielleicht weil ihnen ihre Frauen lange genug eingeredet haben, sie seien ja immer schon die Schmarotzer und Ausbeuter gewesen und müssten dies nun wieder gutmachen.

Regt sich dann doch einmal Widerstand in den Männern – weil sie es nicht einsehen, dass derweil die Gattin den ganzen Tag auf der Veranda liest oder mit ihren Freundinnen plauscht, kann dieser aufkeimende Unmut gleich verwendet werden, um auf unbestimmte Zeit den arktischen Kältemantel über das eheliche Schlafzimmer zu legen.

Sex nur gegen Wohlverhalten, lautet dafür die Kurzformel.....

Und was machen die Männer? Sie spuren – weil sie Wärme und Zärtlichkeit so nötig haben. Innerlich fühlen sie sich aber beschädigt und beschämt, und schon beginnt die unselige Spirale, die oft im Schweigen der Männer endet.

Eines der unlauteren Mittel im Beziehungsgefüge ist unaufrichtiges Verhalten in Form von falschen Tränen oder gespielter Schwäche. Die meisten Männer sind aufgrund ihrer körperlichen Überlegenheit ohnehin zur Hilfe bereit- auch ohne dass frau sie ausbeutet.
Tip für Frauen: Bitten Sie Ihren Partner einfach um das, was Sie sich wünschen – ohne Tricks, geradlinig und offen.
Tip für Männer: Schauen Sie genau hin und hören Sie genau hin, was Ihnen gezeigt und gesagt wird. Frauen sind im allgemeinen viel besser als Sie im Manipulieren und im Schauspielern – wenn Sie darauf einsteigen möchten, tun Sie`s – aber machen Sie klar, dass Sie das Spiel als solches durchschauen!

Die Liebe in der Patchworkfamilie

Es ist eine traurige Tatsache, dass jede zweite in heutiger Zeit geschlossene Ehe mit einer Scheidung endet.
In vielen Fällen sind dabei Kinder mit im Spiel, die hinterher nur mehr mit einem Elternteil aufwachsen und den anderen Elternteil allenfalls noch als „Wochenend – Daddy“ oder „Urlaubs- Mammy“ erleben.
Über kurz oder lang allerdings verlieben sich die Expartner neu- und alle Beteiligten finden sich in einer Inszenierung wieder, die einem Flickenteppich ähnelt.
Es gibt dazu einen netten Satz:“ Deine Kinder und meine Kinder haben unser Kind verhauen“.. womit schon einmal einer der Aspekte angedeutet wird, der aus solchen Zweit- oder Drittehen erwächst.

Es ist nur zu verständlich, dass die Erwachsenen – nachdem die Wunden der vorigen Beziehung notdürftig verheilt sind, oder aber die Blessuren immer noch gehätschelt werden müssen – sich mit aller Wucht auf den Neuen oder die Neue stürzen.
Viele der „Geschiedenen“, der an einer Lebensgemeinschaft Gescheiterten, sehen ja im neuen Partner den Retter, der sie der Einsamkeit und der Verzweiflung entreisst und mit ihnen in eine neue, diesmal sicher glänzende Zukunft aufzubrechen gedenkt.

Da ist erst einmal Verliebtheit angesagt – und die eigenen Kinder sind manchmal dabei im Weg, werden lästig, besonders nörgelig oder lehnen gar die neue Liebe völlig ab – was die Erwachsenen erst recht in Verwirrung stürzt und ratlos macht.
Zuweilen gerät die neue Liebe in ein Minenfeld von Renitenz, seelischem Mobbing oder Verachtung, für die der oder die frisch Verliebte gar kein Rezept hat.

Aus eigener leidvoller Erfahrung kann ich allen Menschen, die in solchen Konstellationen leben oder leben möchten, folgende Erkenntnisse mit auf den Weg geben:

1. Kinder haben die älteren Rechte auf ihre Eltern und jeglicher Konkurrenzkampf um die Zeit, Liebe oder Zuwendung des Partners bringt diesen nur unter Druck; und das ist Gift für die Liebe.
2. Der neue Partner ist nicht die Mutter oder der Vater für die Kinder, die es bereits gibt und er oder sie sollte auch nicht versuchen, mit der Exfrau oder dem Exmann um die Zuwendung der Kinder zu kämpfen – Kinder lieben ihre eigenen Eltern immer bedingungslos. Jeder, der das nicht anerkennt, bringt sie in eine Zwickmühle.
3. Wenn der neue Partner oder die neue Freundin eines der bereits vorhandenen Kinder überhaupt nicht mag und sich nicht vorstellen kann, mit diesem Kind eines Tages warm zu werden, kann ich nur davor warnen, diese Beziehung fortzuführen. Kinder sind ein steter Sprengsatz für eine neue Beziehung, vor allem dann, wenn sie im gemeinsamen Haushalt leben. Früher oder später gerät der Elternteil zwischen die Fronten dieses Kleinkriegs- und es wird unweigerlich knallen.
4. Der neue Partner halte sich bitte gänzlich aus der Erziehung der fremden Kinder heraus. Oft ist es so, dass die Erziehungs- und Lebensstile der Exfrau (des Exmannes) im völligen Kontrast zum eigenen Stil stehen; und schon sind die Kinder einem Wechselbad an Vorschriften ausgesetzt, das ihr seelisches Gleichgewicht erschüttern kann – und damit auch die neue Liebe.
5. Es ist auch unbedingt zu unterlassen, den Expartner – weder den eigenen noch den des anderen- zu beschimpfen, verächtlich über ihn oder sie zu reden oder mit Gesten oder Mimik sein Missfallen über ihn oder sie zum Ausdruck zu bringen – ganz egal, wie bescheuert er oder sie sich in IHREN Augen

benimmt – er oder sie ist und bleibt der andere Elternteil für IHRE Kinder. (ganz abgesehen davon wirft es auch kein gutes Licht auf Ihren Charakter, wenn Sie über Ihre Ex herziehen. Ihre Neue könnte auf die Idee kommen, dass Sie das dereinst auch bei ihr so machen; das ist nicht grade eine Vertrauen stärkende Massnahme).

6. So glücklich Sie mit Ihrem Neuen oder Ihrer Neuen auch sein mögen, versuchen Sie keinesfalls, Ihren Kindern diese Harmonie aufzuzwingen. Vielleicht trauern Ihre Kinder immer noch dem Verlust der Geborgenheit nach, vielleicht vermissen Ihre Kinder Sie sehr und fühlen sich schlechter, wenn sie Mama oder Papa mit einem anderen Menschen lachen oder schmusen sehen.
7. Behalten Sie Ihr Glück zunächst für sich, gehen Sie nicht damit hausieren. Wenn Sie dauerhaft die Richtige oder den Richtigen gefunden haben, werden Sie fast automatisch erleben, dass auch Ihre Familie ihn oder sie ins Herz schliesst. (Und falls weder Ihre Eltern noch Ihre Geschwister noch Ihre guten Freunde von Ihrer neuen Flamme angetan sind, sollte Ihnen das in einer stillen Stunde ebenfalls zu denken geben—Ihre Freunde kennen Sie und mögen Sie—und haben oftmals wegen der emotionalen Unbeteiligtheit auch den besseren Riecher, wenn es darum geht, zu erkennen, wer wirklich zu Ihnen passt).
8. Wie Sie den Alltag gestalten, hängt vom Alter der Kinder ab: Sind diese noch sehr klein, haben ihre Bedürfnisse oberste Priorität – nur machen Sie von vornherein klar, dass Sie nicht der „neue Daddy“ sind und auch nicht die „Supermama“. Die anstehenden Entscheide trifft grundsätzlich der, der Elternteil ist. Das erfordert Mut, Konsequenz und Rückgrat- und eine gehörige Portion Langmut.
9. Älteren Kindern darf man meiner Ansicht nach schon klar machen, dass auch Papa oder Mama ein Recht auf Liebe und Glück hat- und dass ein Elternleben sich nicht darin erschöpft, mit dem Nachwuchs auf Prüfungen zu lernen oder

sich über die technischen Neuerungen von Handys oder Computer auszutauschen, sondern dass auch Eltern gerne einmal etwas für sich tun wollen- und sei es, mit dem oder der Liebsten auf dem Sofa zu sitzen und Händchen zu halten. Also gilt es Zeiten abzusprechen, die dem neuen Paar alleine gehören und Zeiten, die nur den Kindern gewidmet sind, nebst Zeiten, zu denen alle aufeinander treffen.

10. Noch älteren Kindern darf man auch einmal erwähnen, dass sie ja über kurz oder lang das Elternhaus verlassen werden, um eine Ausbildung zu beginnen, zu studieren oder sich sonst wie auf eigenen Füssen in die Welt bewegen werden. Kein Kind auf dieser Welt sollte an diesem Punkt genötigt werden, der alleine erziehenden Mutter wegen – oder wegen des einsamen Vaters- auf seine Entwicklung zu verzichten. Umgekehrt darf es dem Elternteil aber auch nicht verwehrt werden, für die „Zeit danach“ seine oder ihre Perspektiven neu zu ordnen und sich daher mehr dem neuen Partner zu widmen, von dem man doch zumindest hofft, gemeinsam alt werden zu dürfen.
11. Sofern das neue Paar mit dem Gedanken spielt, als „Verkörperung ihrer Liebe“ zueinander noch ein Kind in die Welt zu setzen, empfehle ich unbedingt eine „Vorlaufzeit“ von wenigstens zwei Jahren. Bis dahin haben sich die Anfangswogen in aller Regel gelegt und die beiden erkennen klarer, ob ihre Verbindung von Dauer sein kann. Auf diese Art wird auch verhindert, dass es noch einen unglücklichen Wurm auf diesem Planeten gibt, dessen Erzeuger sich trennen, bevor er oder sie das Kindergartenalter erreicht hat.

Ich meine das alles nicht zynisch, wenn ich mir aber die Statistiken über die Haltbarkeitsdauer von Ehen anschaue, so sprechen die Fakten folgendes: Die allermeisten Ehen zerbrechen im 4. Jahr, einige gar noch früher, manche später. Ein zweiter Trend liegt bei den Spätscheidungen, also dann, wenn das Paar ehrenhaft seine Kinder gemeinsam gross gezogen hat, dann aber feststellt, dass auf dem

Weg dorthin ihre Liebe abhanden gekommen ist – und auch nicht mehr reaktivierbar ist.

All den Paaren, die danach noch einmal einen Neuanfang mit einem anderen Partner wagen, möchte ich folgendes ins Stammbuch schreiben:
Liebt Euch von Herzen, lasst Euch nicht gegeneinander ausspielen, bleibt ehrlich, wenn Euch etwas verletzt, redet mit dem Partner darüber, ohne Angriff und Schmollen.
Nehmt aber auch zur Kenntnis, dass Patchwork ein Spiel mit vielen Teilnehmern ist- und oft stören die am meisten, die nicht sichtbar mit am Tisch sitzen- nehmt auch deren Bedürfnisse wahr. Äussert klare Spielregeln, die für alle transparent und nachvollziehbar sind. Lasst keinen Raum für Machtspielchen, Erpressungsversuche und Nötigung, bleibt klar, ehrlich und konsequent.

Nelly

Nelly war ungefähr 12 Jahre alt, als sie die Jungs, mit denen sie bisher gespielt hatte und mit denen sie sich gestritten und gebalgt hatte, als etwas anderes entdeckte- als Quelle angenehmer Gefühle im Bauch und von innerer Hitze.
Dass diese Wesen ihr auch äusserst unangenehme Gefühle zu bescheren in der Lage waren, lernte sie dann später.
Er hiess Jürgen, hatte dunkle Lockenhaare, war gross und gut entwickelt für seine 14- er ging schon in die Lehre und spielte ausgesprochen gut Handball und Tischtennis – wofür Nelly ihn anbetete; und dank seiner geraden Nase sah er auch um einiges besser aus als sein Zwillingsbruder, dessen Nase bei einer Rangelei einmal gebrochen wurde.

Kurz, Nelly suchte seine Nähe, immer wieder trafen sich ihre Blicke und wenn sie beim gemeinsamen Tischtennisspielen waren, zogen sich die Finalspiele dieser beiden fast unendlich hin.
Er neckte Nelly, wo er konnte- nahm ihr den Schläger weg oder kabbelte mit ihr um den Ball- und was der Spiele mehr sind, die verknallte, aber schüchterne Jugendliche untereinander spielen.
Eines Tages stritten sie bei der Kühltruhe, die zum Haus gehörte, auf diese Art um eine gefrorene Kirsche – eine der Köstlichkeiten, mit denen sie ihren Sport noch angenehmer machten.
Plötzlich zwang Jürgen sie gegen die Kühltruhe und drängte sich gegen Nelly. Sie bog den Oberkörper nach hinten und lag fast schon auf der Truhe – um ihm spielerisch zu „entkommen". Er hielt jedoch ihre Hände fest und folgte ihrer Bewegung mit seinem Körper, wodurch ihre Bäuche und Becken sich sehr nahe kamen.
Beide spürten den schnellen Atem des anderen, fühlten das Kribbeln im Bauch und Nelly spürte, dass sich etwas in seiner Jeans fester anfühlte als zuvor. Gerade als sie ihn noch fester an sich ziehen und küssen wollte, ging die Tür auf und die anderen Kids kamen herein—und der Zauber war schlagartig verflogen.

Als Frau zwischen Donna und Hure

Wenn man den Gesprächen unter besten Freundinnen lauscht, kommt man aus dem Staunen nicht mehr heraus- Frauen sind die wahren Weltmeister darin, sich selbst abzuwerten, sich kritisch zu beäugen und an sich selbst zu zweifeln.

Es ist dann nur folgerichtig, dass sie auch erotisch an sich zweifeln, denn schon seit ihren Kindertagen sind sie in einem Spannungsfeld gefangen:
Einerseits spüren sie die Lust in sich – auch die autoerotische Lust, andererseits wird ihnen eingetrichtert, dass ein braves Mädchen sich „dort unten“ nicht anfasst, das ist pfui.
Lustbetonte Mädchen werden von den Müttern (und auch von den gleichaltrigen Jungs!!) gerne als „Schlampen“ bezeichnet, die es „mit jedem treibt“ und „leicht zu haben“ ist.
Also ist es ja wohl sinnvoll, will man geachtet werden, „es“ nicht zu tun, und es auch einem Jungen nicht leicht zu machen.
Also verstecken ein Grossteil der Mädchen vor sich und anderen ihre Geilheit, ihre Lust und werden passiv, wartend auf den Prinzen, der sie wach küsst.
Küsst sie aber einer, und sie werden dabei feucht und heiss, erschrecken sie auch wieder, und weisen ihn eher zurück, als dass sie sich beglückt in seine Arme fallen lassen.
Zu tief sitzt die Angst, als Schlampe abgestempelt zu werden!
Was dann, der ewigen Verdammnis anheim fallen??
Die USA sind auch hier, wie in vielem anderen, extremer als andere Länder. Dort gibt es für die jungen Menschen das „Dating“, d.h. man geht miteinander aus, lässt sich als Frau, wenn gegenseitige Sympathie vorhanden ist, nach Hause begleiten, knutscht mit dem Jungen, betreibt Necking oder Petting miteinander, aber Sex – nicht vor der Ehe oder zumindest der Verlobung. Amerikanische Mädchen werden immer noch darauf geprägt, einen Mann als Versorger zu ergattern, damit sie sich dann als Hausfrau in den Vorstädten

ihrer Kinderschar widmen können, während er das Geld nach Hause bringt – ein altes, aber immer noch wirksames Klischee.
(Dass solchen Konstellationen dann Fernsehserien wie „desperate housewives“ entspringen, ist ein absurder Nebeneffekt, der ein Schlaglicht auf das hohe Mass an Frustration wirft, die solchen Gegebenheiten innewohnt.)

Noch extremer ist es in manchen orientalischen Ländern, in denen die Braut ihren künftigen Ehemann erst am Tag der Hochzeit erstmals zu sehen bekommt.
Dieserart arrangierte Ehen gelten als stabil, weil die romantische Liebe keine Rolle spielt, eher der gegenseitige Respekt und die gemeinsame Verantwortung für das wirtschaftliche Überleben der Familie.
Haben die Eheleute Glück, so finden sie einander sympathisch und finden auch die Erotik beglückend, falls nicht, fügen sie sich in ihr Schicksal, das die Tradition so vorgibt.
Offenbar sagt das archaische Programm in jeder Frau ihr, dass „Schlampen“ zwar vielleicht eine Menge Spass in den verschiedenen Betten haben, dass sie aber keinen abkriegen werden, der ihr dann ein Mammut erlegt und sich um ihre Brut kümmert.
Es gilt offenbar die Devise, dass Männer ihren Samen unter möglichst viele Damen verteilen wollen, um das Überleben der Rasse zu garantieren, während Frauen ihre Triebe zugunsten der Brutpflege „abstellen“.
Klingt irgendwie logisch, denn man kann sich schon gut vorstellen, dass manches hungrige Kleinkind verhungern würde, wenn die dazugehörige Mama mit einem attraktiven Mann um die Häuser zöge, und sich nur dem eigenen Wohlbefinden widmete.

Andererseits: Wenn Mama sich nicht ab und an von der Lust überwältigen liesse, wäre die Menschheit schon längst ausgestorben— oder die Vermehrung würde nur noch auf dem Wege der Zwangsbeglückung (vulgo: Vergewaltigung) oder per künstlicher Befruchtung aus der Samenbank stattfinden- auch kein allzu netter Gedanke.

Wie also lernen Frauen, diese widerstrebenden Impulse in sich unter einen Hut zu bekommen?
Zunächst einmal, indem sie sich für „den Richtigen“ aufsparen.
Die katholische Kirche hat ja nicht ganz zufällig bis zum heutigen Tage Verhütungsmittel auf den Index gesetzt, und propagiert, dass Sex nur im Rahmen der „ehelichen Pflichten“ eine Berechtigung habe. (..vom Standpunkt einer konsequenten inneren Logik her müsste man fordern, dass die Kinder, die solcherart das Licht der Welt erblicken, auch auf Kosten der katholischen Kirche verpflegt werden, eine anständige Schulausbildung und eine berufliche Perspektive erhalten, anstelle in den Drittweltländern das Heer der Slumbewohner zu vergrössern.)

Also soll es wohl so funktionieren, dass frau sich erst einen Mann als Ehemann zulegt, bevor sie sich die Freuden der körperlichen Liebe gönnt…..
Wie soll das gehen?
Alles, was bisher verpönt und schmutzig war, soll nun, mit einem Ring am Finger, plötzlich okay sein und Spass machen?

Viele Frauen bekommen diesen Spagat nicht hin, und bleiben eher in der Rolle der „Donna“ – der anbetungswürdigen Heiligen ohne körperliche Triebe.
Oder aber sie mutieren zur „Hure“ und legen sich neben Stringtangas das eine oder andere erotische Spielzeug zu, um ihrem Ehemann zu Gefallen zu sein, verachten sich und den Partner aber insgeheim dafür, dass er sie so triebhaft will. Sie legen sich diese ganze Mimikry nur zu, weil der Mann das so will. Sich selbst verachten diese Frauen dann auch noch dafür, dass sie sich seinem Willen unterwerfen, und dafür, dass sie nicht authentisch aus ihrer Mitte heraus leben.

Den meisten Frauen ist es nicht in die Wiege gelegt, sich selbst, den eigenen Körper und seine Funktionen zu lieben. (das verschobene Körperempfinden ist nicht erst seit den Barbie- Puppen so grell daneben, schon früher schämten sich Frauen für ihren Körper und verhüllten ihn fast völlig- so wie heute immer noch in vielen Ländern, die Verschleierung von ihren Frauen erwarten).
Dazu gehört es auch, dass bis vor dreissig Jahren über Dinge wie die Menstruation nur abwertend gesprochen wurde, wenn überhaupt. „Sie hat ihr Sach...“ „bei ihr ist die rote Tante zu Besuch“... „mir ist nicht gut...“ „sie ist unwohl...“ waren die ersten Sätze, an die ich mich in diesem Zusammenhang erinnere. Die ganze Diskussion und die Heimlichkeit dabei war mir so peinlich, dass ich meine erste Periode vor meiner Mutter verbarg, um nur ja nicht in die grässlichen Gummihosen gesteckt zu werden, die es damals gab- zusammen mit den dicken Binden. Ich fühlte mich in den Dingern wie ein Kleinkind in Windeln – hilflos und regrediert.
Meine Mutter berichtete mir zudem, dass „seine Tage haben“ immer mit Schmerzen verbunden ist und überhaupt überwiegend lästig sei.
Kein Wunder, dass ich meine erste Regel nicht mit Hurra begrüsst habe!
Es beginnt also schon damit, dass die Funktionen des weiblichen Körpers, die das Überleben der Rasse erst ermöglichen (denn ohne Blutung kein Eisprung, keine Empfängnis und keine Kinder), nicht etwa als Zeichen von Stärke und Potenz gefeiert und gewürdigt werden, sondern als lästig, schmutzig und schmerzhaft gewertet werden.
Es wäre doch viel netter, wenn man jedem Mädchen, das mit der Pubertät ihre Periode bekommt, zu diesem Anlass eine Party ausrichtete, damit sie diesen neuen machtvollen Abschnitt ihres Lebens gebührend feiern könnte: Ab sofort hat sie die Potenz, Leben zu schenken!
Bei den Urvölkern gelten die Tage der Regelblutung als „Auszeit und Schonzeit“ für die Frauen.

Mal ehrlich, meine Damen: Geht oder ging es ihnen auch so, dass Ihre Tage etwas waren, wo Sie sich etwas mehr Schonung und Aufmerksamkeit gewünscht hätten von Ihrem Umfeld?
Seltsam, nicht wahr, dass wir das dann nicht auch einfordern!
Stattdessen tun wir tapfer so, als wäre unsere Leistungsfähigkeit die gleiche wie an anderen Tagen und machen „business as usual."
Wir Frauen selbst gestehen uns nicht zu, dass diese Tage etwas Besonderes sind, etwas, was wir mit einem Ritual begehen könnten, oder damit, und selbst eine Freude zu machen.

Aber nein, die übliche Haltung ist: Ab sofort braucht sie Tampons, Binden, gute Ausreden für den Schwimmunterricht, Verhütungsmittel und ein noch wacheres Auge auf ihren Umgang, damit sie nicht in „Schande fällt".
Viele Frauen brauchen erst den einen oder anderen Frauenworkshop oder tantrische Kurse, um sich allmählich mit sich selbst zu versöhnen und sich zu lieben.
Meist braucht es viele Jahre- und etliche gescheiterte Beziehungen – bis frau erkennt, dass sie selbst es ist, die sich boykottiert:
Ihre eigenen Gedankenmuster bringen sie in die Falle!! Diese Gedankenmuster und tief verwurzelten Glaubenssätze haben natürlich mit dem sozialen und gesellschaftlichen Umfeld zu tun, in dem die Periode nichts Natürliches ist, sondern etwas, was man mit allen Kniffs und Tricks verstecken sollte – damit sie unsichtbar und geruchlos abläuft.
Selbst die Werbung macht bei dieser subtilen Abwertung des Weiblichen mit: In Spots für die supersaugfähige Binde wird eine blaue (!!) Flüssigkeit verwendet, nicht eine rote, die nun in Tat und Wahrheit an Menstrualblut erinnern könnte.
So geht die weibliche Prägung schon sehr früh in die Richtung, möglichst keimarm, geruchlos und auch ausdruckslos zu sein, quasi ein nett anzusehendes Barbiepüppchen, aber bitte nicht wild und explosiv.
Mit dieser netten Prägung nun schiessen die Hormone ins Blut, wenn ein Mädchen in die Pubertät kommt. Sie hat nun den Ein-

druck, die Büchse der Pandora sei heimlich geöffnet worden: Sie fängt an, zu riechen, unter den Achseln, und auch „da unten", sie bekommt fettige Haare und Pickel und wächst an Stellen, die zuvor so schön flach waren.

Haare wachsen auch gerade an den Stellen, die so verpönt und peinlich sind, so als wolle die Natur aus schierer Boshaftigkeit gerade auf diese Scham hinweisen.

Die modernen Mädchen heute rasieren sich den ganzen Körper, um dem Ideal der „hairless woman" nahe zu kommen, aber das Grundproblem ist damit nicht gelöst: Was tut frau mit dieser dunklen Lust, die zwischen den Beinen sitzt und Phantasien beschwört, die so gar nicht geruchlos, ohne Geschmack und ohne Schweiss sind?

Alle Frauen müssen sich früher oder später damit auseinandersetzen, wie sie sich selbst sehen, eher als Heilige, keusch und brav, oder eher als böses Mädchen, verrucht und lustvoll, eine Hure?

Warum gibt es für Frauen nicht ein flexibles Rollenmodell, in dem sie frei wählen kann, was sie heute sein möchte? Und morgen wieder ganz etwas anderes?

Wie das Ergebnis dieser Auseinandersetzung aussieht, hängt einerseits davon ab, welche Rollenvorbilder Frau hat, oder sich zu eigen gemacht hat, welche subtilen Programme in der eigenen Herkunftsfamilie ablaufen, d.h. welche Prägung ihr die eigene Mutter mitgegeben hat.

Das authentische Liebesleben wird davon abhängen, ob und wie es der jungen Frau gelingt, sich vom Leben der eigenen Mutter frei zu machen, indem sie sie weder kopiert noch ablehnt und damit in der Opposition eben genauso an sie gebunden bleibt.

Andererseits hängt die Rolle, die eingenommen wird, natürlich auch davon ab, welche Art Partner die junge Frau neben sich hat.

Ist sie mit einem Mann liiert, der sie oft kritisiert und ihr Selbstwertgefühl untergräbt, sind die Chancen gross, dass sie ihre Lust hinter hohen Mauern versteckt und fast nie freilässt – wie den sprichwörtlichen Drachen im Märchen.

Frauen sind ohnehin schon überkritisch mit sich selbst, und bekommen sie von ihrem Partner dann auch noch öfter kritische Be-

merkungen zu hören, hilft das der Entfaltung ihrer Lustfähigkeit nicht.
Bei Partnern, die sie unterstützen und ihr auch verbal immer wieder zu verstehen geben, dass sie begehrenswerte Geschöpfe sind, einem Partner, der sie auch ausserhalb des Bettes oft und gerne in den Arm nimmt, steigt hingegen die Chance, dass frau auch erotisch „aufmacht“ und sich geborgen fühlt- eine Grundvoraussetzung für Hingabe!

Der Partner sollte es fertig bekommen, frau zu vermitteln, dass es okay ist, eine lustbetonte Frau zu sein.
Aber auch sie selbst muss in ihrem tiefsten Inneren davon überzeugt sein, dass das absolut okay ist, und dass es sie als Mensch nicht abwertet, wenn sie im Bett Lustschreie von sich gibt und mit Wonne stimuliert wird oder selbst aktiv wird.
Dabei ist es zudem hilfreich, im eigenen Horoskop zu schauen, wo der Mars steht, denn der Mars ist der Planet, der mit der Lust auf Sex zu tun hat. So kann man beispielsweise über sich selbst lernen, ob die eigene Lust eher stürmisch ist (wenn der Mars im Widder oder im Löwen steht) oder eher zärtlich und verspielt (wenn der Mars in den Fischen oder dem Krebs zuhause ist).
Natürlich ist der Stand dieses „Lustplaneten“ nur ein Puzzlestein im bunten Spiel – und auch durchaus nicht so zu verstehen, als sei das nun auf immer und alle Zeiten so festgeschrieben – aber jedes Mehr an Wissen hilft einem, sich selbst besser zu begreifen – und damit potentiell auch toleranter dem Partner gegenüber zu sein.
Frauen sollten begreifen lernen, dass das Bett auch eine Spielwiese sein kann, nicht nur ein Ort zum Schlafen ist. (Als Kind spielen wir doch auch Prinzessin oder böse Hexe, ohne zu meinen, dass sich diese Rolle in den Alltag überträgt und diesen infiziert?? – warum nur ist uns diese Lässigkeit in so vielen Fällen abhanden gekommen??)
Wer von sich selbst glaubt, verworfen zu sein und abgelehnt zu werden, nur weil er oder sie der eigenen Lust Ausdruck verleiht, wird sich in schlafwandlerischer Manier auch immer wieder Kons-

tellationen an Land ziehen, die mithelfen, dieses subtile Programm zur Aufführung zu bringen.
D.h. eine solche Frau wird sich hypnotisch zu Männern hingezogen fühlen, die ihre Selbstachtung untergraben – nicht, weil diese Männer Schweine sind, sondern weil sie selbst sich nicht achtet!!
Das Gesetz der Resonanz gilt auch hier – und erst wenn es frau gelingt, sich selbst mit all ihrer Lust zu lieben und zu achten, wird sie sich auch zu Männern hingezogen fühlen, die ihr wiederum genau dies spiegeln.

Ob eine Frau sich als Donna oder als Hure sieht, hängt zum einen von ihrer Erziehung und ihren weiblichen Vorbildern ab, zum anderen davon, ob es ihr gelingt, mit den Rollenerwartungen zu spielen und sie zu durchschauen.
Für Männer ist es wichtig, ihre Frauen zu ermuntern, etwas Neues auszuprobieren und sie liebevoll zu loben, wenn sie es tun.
Also machen Sie Ihre Liebste nicht nieder, wenn sie ein paar Kilo zu viel auf die Waage bringt – denken Sie daran, meine Herren, Sie sind auch nicht perfekt. Machen Sie ihr stattdessen Komplimente zu den Teilen Ihrer Liebsten, die Sie besonders anregend und reizvoll finden – der Sex spielt sich bei Frauen zuerst im Kopf ab- und der Weg dorthin geht über das Ohr – es kann also gar kein zuviel an zärtlichen Worten und „dirty talking“ geben.
Tip für Frauen: Nutzen Sie Ihren Spiegel nicht nur fürs Gesicht! Betrachten Sie Ihren gesamten Körper und sagen Sie selbst sich immer wieder, dass Sie sich schön finden! Spielen Sie mit sich selbst, erlauben Sie sich, albern und kindlich zu sein.
Üben Sie das „so tun als ob“, wenn Sie sich erotisch auf Neuland vorwagen- einfach so tun, als ob das normal und schön wäre, anstelle von vorne herein gleich abzublocken – es könnte sein, dass Sie positive Überraschungen erleben.
Tip für Männer: Seien Sie behutsam und geduldig mit Ihrer Liebsten.

Frauen sind immer auch von ihren Hormonen abhängig, vom Mondstand und dem Alltagsstress, und ihre Lust ist viel komplizierter als die männliche.
Und: Küssen ist zu jeder Tages- und Nachtzeit möglich, sinnvoll und erwünscht – auch und gerade dann, wenn es nicht darum geht, sie „ins Bett zu bekommen".
Frauen küssen gerne, einfach aus Lust am Küssen!! (und der weibliche Mund hat ganz viele Nervenverbindungen mit dem Becken; das können und sollten Sie nutzen, meine Herren)

Männer und Pornographie

Prostituierte haben seit Menschengedenken Hochkonjunktur, nicht zuletzt wegen ihrer Fähigkeit, dem Mann genau das zu bieten, was er will—die schnelle Nummer ohne Verpflichtung und ohne das übliche emotionale „Gedöns", das ihm seine Frau abverlangt.
Ich vermute, dass es aus ähnlichen Gründen so eine Unmenge Pornofilme gibt, die sich inhaltlich (fast) ausschliesslich an die Herren der Schöpfung wenden.
In diesen Filmen sind die Frauen meist als dauergeile, aber unterwürfige Geschöpfe dargestellt, die nur eins wollen: Sex, auf alle denkbaren Arten, ohne viele Worte, nur rammeln, bumsen, ficken, vögeln, genommen werden. Von den Männern sieht man meist nur den Penis, von den Frauen natürlich den Unterleib in Grossaufnahme, manchmal auch das Gesicht – optisch wirksam direkt der Kamera zugewandt, mit einem verzückten Gesichtsausdruck, während die betreffende Dame gerade ein besonders stattliches Exemplar „Schwanz" oral in Arbeit hat.
(nur eines gibt es in diesen Filmen nicht zu sehen: Echte, innige Küsse – denn dabei würde neben dem Genital auch die Seele der Frau erregt- und das passt nicht in einen Porno!!)
Wem die Hure, für die er jedes Mal bezahlen muss, zu teuer ist, kann sich in den einschlägigen Magazinen auch eine Gummipuppe zulegen – zum Aufblasen, mit lebensechten Genitalien und einem Penis- tauglichen „Kussmund".
Und für diejenigen, denen das auch noch zu viel Aufwand ist, gibt es die weiblichen Torsi, die nur noch aus Möse und Arsch bestehen, selbstredend ebenfalls aus weichem Material und mit Öffnungen, die laut Werbetext „jedem Mann das optimale Vergnügen garantieren".

Ich kann mich noch gut daran erinnern, wie entsetzt und empört ich war, als ich in meiner Jugend erstmalig mit dem Phänomen Pornographie konfrontiert war.

Für mich waren diese Filme ein Frontalangriff auf meine weibliche Würde.
In Stanley Kubricks Film „Clockwork Orange“ wird eine Frau als Tisch missbraucht, in „Der letzte Tango in Paris“ haben die beiden Protagonisten Sex miteinander, ohne sich überhaupt mit Namen zu kennen.
Ich weiss noch gut, dass ich aus beiden Filmen kam und die Welt nicht mehr verstanden habe.
(Ich glaube indes kaum, dass das der Effekt war, den die Regisseure bezweckten!)

Viel später dann habe ich den ersten wirklichen Hardcore- Pornofilm angeschaut und musste feststellen, dass mich die Bilder körperlich erregten, meine Seele jedoch abstiessen. Ich fand die Handlung doof und langweilig. Weder konnte ich mich mit den pumpenden männlichen Hinterteilen identifizieren noch mit den weiblichen Geschlechtsteilen in Grossaufnahme – gänzlich ohne Kopf oder Herz, von Hirn ganz zu schweigen!
Noch später scheiterte eine meiner Beziehungen daran, dass ich einfach nicht verstand, warum dieser Mann neben mir als Frau noch ständig diese Filme ansehen musste- und sie auch noch lakonisch „Märchen für Erwachsene“ nannte.

Ich vermute, dass es vielen Frauen so geht wie mir damals– dumm nur, dass wir Frauen über dieses Unbehagen nicht reden. Wahrscheinlich hat es wieder mit dieser Donna- Hure- Imprägnierung zu tun, dass wir uns im allgemeinen schon gar nicht im geistigen Umfeld von Pornographie positionieren wollen – und auch vor der besten Freundin nicht gerne zugeben wollen, dass unser Partner solche Filme konsumiert. („Besorgt sie es ihm nicht gut genug“.., ist die unausgesprochene Frage hinter diesem Schweigen. Selbst vor der Freundin wollen Frauen sich eine solche Blösse nicht geben.)
Gleichwohl gibt es auch Sexfilme für Frauen, die sich gut verkaufen, es gibt einschlägige Magazine mit gut aussehenden Männern, es gibt jede Menge erotischer Literatur – die übrigens vorwiegend

von Frauen gelesen wird, es gibt Swinger-Clubs, selbst jetzt in Zeiten von Aids und Safer Sex – und auch beim Partnerwechsel in solchen Clubs sind Frauen mit von der Partie – also ist es ja offensichtlich so, dass Frauen auch pornographische Bedürfnisse haben; nur nach meinen Erfahrungen etwas andere als Männer.

Viel später habe ich dann gelernt und erfahren, dass Frauen auf die Optik von Pornos genauso stark körperlich reagieren wie Männer. Nur: Die Verknüpfung dieser körperlichen Erregungszeichen mit der emotionalen oder erotisch-geistigen Erregung findet bei Frauen (meist) nicht statt.
Körperliche Erregung wird von vielen Frauen immer noch mit „Verworfenheit“ und „Nuttigkeit“ gleichgesetzt – was Frauen aber im allgemeinen gefällt, ist die Phantasie, einen wahnsinnig schönen und erotisch anziehenden Mann umgarnen, verführen oder gar als Lustsklaven beherrschen zu dürfen – wobei er all ihre Wünsche zu erfüllen hat. Sehr hübsch ist auch die Phantasie, überwältigt zu werden und sich dann der Lust ergeben zu „müssen“. Das heisst nicht, dass Frauen in der Realität gerne vergewaltigt werden wollen – überhaupt nicht!
Die Phantasie der lustvollen Unterwerfung dient ihnen aber dazu – genauso wie irgendwelche Fesselszenarios - sich hinzugeben; weil Widerstand eh zwecklos ist.
Was von Männern als Einladung zu gewaltsamen Tun missverstanden werden könnte, dient den Frauen dazu, sich vom Korsett der zwanghaften Sexualmoral zu befreien.
Im Kopf der Frau heisst das Skript: Wenn er mich fesselt und mich dann küsst, streichelt, mit mir schläft, kann ich mich nicht wehren, weil er stärker ist als ich; also kann ich es auch grade so gut geniessen – damit ist die restriktive Sexualmoral überlistet und die Frau kann auch einen Teil ihrer frivoleren Phantasien ausleben, eben weil sie sich nicht mehr verantwortlich fühlt.
Ich weiss, das ist eine etwas verschlungene Logik, aber so funktioniert sie wirklich—zumindest solange, bis die betreffende Frau durch Erkenntnisprozess – oder/und liebevollen und phantasievollen

Liebhaber ihre alten, anerzogenen Konventionen über Bord gekippt hat und von sich aus sexuell aktiv und „aggressiver“ wird.

Warum schauen aber Männer so gerne Pornos?

Auf Nachfragen erfuhr ich zunächst, dass es so zu sein scheint, dass Männer „einfacher“ gestrickt sind: Optischer Reiz triggert das Kino im Kopf und dient dazu, anschliessend mit noch mehr Lust Hand an sich zu legen.
Ich stelle es mir ähnlich vor wie die leuchtend roten Hinterteile der Affenfrauen, die die Männchen in schöner Regelmässigkeit zur Raserei bringen – ein einfaches Reiz- Reaktions- Muster!

Ein weiteres Motiv ist schlicht die Lust am Konsumieren, quasi auf Knopfdruck kommen attraktive virtuelle Frauen angeflogen, und Mann kann sich der schönen Illusion hingeben, dass er selbst es ist, der nun diese Frauen auf die höchsten Gipfel der Erregung befördert und sie zum lustvollen Stöhnen bringt.
Hinterher schaltet man ab und nimmt sich noch ein Bier aus dem Kühlschrank- ungefähr genauso unbeteiligt, wie man sich die Zähne putzen würde.

Weiterhin dienen Pornos dem Kontrastprogramm zu einer frauenlosen Realität – vor allem für alleine lebende Junggesellen, die nicht aussehen wie Brad Pitt oder George Clooney.
Ich kann mir gut vorstellen, dass sie der pornographische Kick mit attraktiven Frauen darüber hinwegtröstet, dass sie jede Nacht alleine ins Bett gehen müssen.

Pornos richten sich aber auch an den Voyeur in uns – an den, der gerne einmal zuschauen möchte, wie es andere treiben- und dadurch Lust bekommt.

Beim Zusehen muss man sich nicht selbst einmischen, kann neutral draussen bleiben, man kann aber auch innerlich mitspielen, hat aber in jedem Falle die Kontrolle.

Für Männer, deren Ehefrauen entweder nicht so hübsch sind, wie sie sich das wünschen- oder deren eheliche Liebesrealität weit hinter dem zurückbleibt, was sie sich wünschen im Bett, kann ein Porno dieses Defizit auffüllen helfen.
Mit den Bildern von jungen, hübschen Frauen im Kopf geht dann der Mann zurück zu seiner Ehefrau, gemäss dem alten Spruch: „Appetit bekommen ausserhalb ist okay, aber gegessen wird zuhause."

Bei einem Porno zuzusehen, gibt Männern zudem die Möglichkeit, ohne die Angst, zu versagen, zumindest in ihrem Kopf einmal etwas anderes auszuprobieren und zu beobachten, ob es ihnen wirklich Lust und Freude macht. (Mit der realen Partnerin zu experimentieren und dann festzustellen, dass die neue Stellung oder die Variation nicht so prickelnd ist, wäre deutlich peinlicher.)

Für junge Männer ohne erotische Erfahrung sind Pornos quasi eine Art „Gebrauchsanweisung für Frauen" und stillen auch ihre Neugier auf „wie geht denn Sex, und was gibt es dort zu sehen und zu tun?"
Die Jungmänner lernen dabei sicherlich einiges über die erogenen Zonen von Frauen und über deren Anatomie (was sicherlich nicht verkehrt ist, wenn man bedenkt, dass noch nicht einmal alle Frauen wissen, was ihre Klitoris ist und wo sie sich befindet).
Was sie aber aus derlei Filmen nicht lernen—und was dann in der Realität oft zum Drama ausartet, ist, was Frauen sonst noch von ihren Männern und Freunden wollen und wie sie sind und im wirklichen Leben reagieren.
Dass es in der Realität oft nicht funktioniert, das in Pornos erworbene Wissen anzuwenden, hat der Film „American pie" bissig aufs Korn genommen. Die Hauptdarsteller dieses Films – allesamt sexuell unerfahrene Highschool Schüler – werden unter anderem beim

Onanieren mit Apfelkuchen gezeigt, eine der schönsten Szenen ist aber, wie einer der Helden versucht, im Auto sein Mädchen mit den Worten „Du könntest mir doch einen blasen“zu erotischen Aktivitäten zu animieren – und sich eine schallende Ohrfeige einfängt!

Das Ansehen pornographischer Bilder, Filme und Videosequenzen im Internet kann aber - wie alles andere auch- zu einer Suchtform werden. Gerade schüchterne oder gehemmte Männer aller Altersklassen können jederzeit über ihr Suchtmittel verfügen und lernen so unter Umständen nicht, eine reale Frau anzusprechen oder sich ihr zu nähern.
Wie jede Sucht kann auch die virtuelle Sexsucht das ganze Leben überwuchern und alle anderen Interessen zurückdrängen. Die suggestive Kraft dieser Bilder ist nicht zu leugnen.
Zudem kann es wie bei jeder anderen Sucht dazu kommen, dass man eine höhere Dosis benötigt.
Das kann heissen, dass immer öfter geschaut wird, oder aber, dass die „normalen“ Hardcore- Pornos nicht mehr genügen.
Manchmal geht Man(n) dann auf Sadomasofilme über, auf allerlei exotische Spielchen, auf Vergewaltigungsfilme oder Gruppensexfilme…und wenn das dann auch nicht mehr reicht?

Keine Angst, meine Damen, die real existierenden Männer sind nicht alle potentielle Vergewaltiger oder Gewaltfetischisten – die meisten sind nur einfach neugierig, weil Frauen eben so anders sind als sie.
Weil sie nun mal gerne basteln und Lösungen finden, wollen sie auch dem Geheimnis Frau auf die Spur kommen.
(Ich behaupte, dass weniger Pornos konsumiert werden müssten, wenn die Frauen so mutig wären, ihren Partnern zu zeigen und zu sagen, was sie wann wie mögen und was beim Sex für sie am besten funktioniert und sie anmacht.)

Männer können im Gegensatz zu den meisten Frauen etwas, was ihnen bestimmt in der Evolution sehr nützlich war: Sie können ihre

Gefühle in bestimmten Situationen radikal „ausknipsen" und abspalten.
Anders wäre es beispielsweise nicht möglich gewesen, Kriege zu führen oder auf die Jagd zu gehen.
Hätte ein Mann immer alle emotionalen Konsequenzen bedacht, die seine Aktionen mit sich bringen, wäre er unfähig gewesen, seine Sippe am Leben zu erhalten.
Hätte Napoleon bedacht, dass seine Feldzüge viele seiner Männer das Leben kosten, zudem zahllose Witwen und Waisen hervorbringen (auf seiner Seite wie auch auf der Seite des Gegners), so hätte ihn dies komplett paralysiert.

Männer können also ihre Gefühle abspalten, in eine Kiste packen und erst dann hervorholen, wenn ihnen dies gefahrlos möglich erscheint.
Frauen erscheint diese Fähigkeit unheimlich und herzlos – und dabei übersehen Frauen, dass diese Eigenschaft zum männlichen Werkzeug einfach dazugehört wie die grössere Muskelmasse oder das bessere räumliche Vorstellungsvermögen.
Männer sind so, genauso wie Frauen vielseitiger und verbal begabter sind.

Pornos schauen ist also nicht ein Akt der Frauenverachtung und schon erst recht nicht etwas, womit der Mann seine derzeitige Partnerin ärgern oder verletzen will, sondern es ist ihm ein Bedürfnis wie den Frauen ein Film von Utta Danella oder ein Buch von Barbara Wood.

Nach einem Porno kann ein Mann nach Hause gehen und seine Ehefrau oder Freundin „ganz normal" in den Arm nehmen.
Die Bilder scheinen Männern nicht so unter die Haut zu gehen wie den Frauen.
Für mein Gefühl ist das auch einer der Gründe, warum Frauen die geschriebene Form der erotisch- pornographischen Darstellung be-

vorzugen: Dabei kann eine Frau immer noch ihre eigenen Bilder im Kopf konstruieren.
Männer sind da anders, heisst direkter und mehr auf optische Reize geeicht, siehe oben.

Natürlich sind viele Männer enttäuscht, frustriert und leiden still, wenn ihre Freundin oder Frau nicht das gerne tut, was die Darstellerin im neuesten Pornostreifen scheinbar willig macht – an dieser Stelle, meine Herren, sei einmal darauf hingewiesen, dass viele dieser Damen unter Drogen stehen, wenn die Filme gedreht werden, dass sie zudem für ihr Tun Geld bekommen, und manche seelisch-körperlich auch so am Ende sind, dass sie (fast) alles mit sich machen lassen.
Auch leiden Männer darunter, dass ihre Partnerin unter Umständen erst einmal überhaupt nicht auf Pornos steht – aber ehrlich, haben Sie sie schon einmal danach gefragt?
Ich weiss von vielen Männern, dass sie heimlich Pornos schauen, sei es im Büro, in einschlägigen Kinos oder bei Freunden (statt des angekündigten Skatabends...), nur mit ihren Frauen oder Freundinnen sprechen sie nicht über ihre heimlichen Wünsche.

So entstehen im Kopf einerseits die Bilder der perfekten Frauen, andererseits sind da die vielen unerfüllten Wünsche, die den Männern den Blick auf ihre realen Frauen verstellen.
Gar nicht so selten resultiert die Erregung im Bett dann mehr von den inneren Bildern als von der Frau, mit der er da gerade Sex hat... und im Endeffekt hat er sie dann mit der „Phantasiefrau“ betrogen, weil sich seine Lust nicht aus der echten Frau speist.
Daher, Männer und Frauen: Schaut einander beim Sex in die Augen, geniesst, was ist!

Männer und Pornographie- ein heisses und kontroverses Thema, das viel (unnötiges) Leiden schafft. Männer sind auf Optik geeicht, sie sind empfänglich für visuelle Reize – und fallen in vielen Fällen deshalb ja auch auf „Larven“ herein.

Ein Porno ist für sie ein optischer Appetitanreger, aktiviert ihre Phantasien, die sie, wenn die Partnerin mitspielt, dann auch ggf. in die Realität umsetzen. Pornos befriedigen die männliche Neugier auf die Frau, das unbekannte Wesen, erleichtern die Selbstbefriedigung und die Triebabfuhr, lassen aber meist die Gefühle unberührt.
Tip für Frauen: Schauen Sie einfach einmal mit- es könnte sein, dass Sie Lust bekommen...
Tip für Männer: Wenn Sie Ihre Partnerin für Kopfkino begeistern wollen, wählen Sie zum Einstieg nicht gerade einen Film mit Rudelbumsen oder analem Verkehr, sondern doch lieber etwas aus der Rubrik „French kisses“.

Ralf:

..tja, warum sehen Männer gerne Pornos? Gute Frage.....auf Anhieb würde ich sagen, dass es wie mit dem Bergsteigen ist. Auf die Frage warum Menschen auf Berge steigen, bekommt man in der Regel. von Alpinisten auch dieselbe Antwort: "Weil Sie einfach da sind !"

Näher betrachtet glaube ich einfach, dass es (für mich zumindest) eine Möglichkeit ist, wenigstens visuell diverse, sexuelle Vorlieben (in Verbindung mit Kopf und "Hand") zu befriedigen, ohne die Partnerin in "echt" zu betrügen oder um darum bei Ihr zu "betteln" (da rede ich noch gar nicht von der Diskussion über diverse "Änderungen" beim Liebesspiel.
Zumal das horizontale Gewerbe auch einfach zu teuer ist.

Außerdem ist man(n) somit auch nicht gewissen "Versagensängsten" ausgesetzt. und manche "Spielarten" lassen sich (leider) nicht immer mit der Partnerin umsetzen, bzw. lässt die Abwechslung nach (Beispiel: am Anfang einer Beziehung ist Oral-Sex kein Thema und wird bei jedem Vorspiel praktiziert. Ich hatte bisher noch keine Partnerin, wo Fellatio nicht spätestens nach 1 Jahr nachließ und dann stetig gegen Null tendierte (warum eigentlich? "ER" wird weiterhin regelmäßig gewaschen, gehegt und gepflegt !!); ähnlich ist es mit diversen Stellungen, z.B. a tergo; weiteres Bespiel Intimrasur: ist halt nicht jeder frau's Sache, aber in Pornos normal...und ich find es auch geil, zumal man dann weniger Haare nach einer Partie Cunnilingus aus dem Mund fieseln muss)

Zu guter Letzt hat man(n) in Pornos halt auch immer Frauen, an die man(n) eh nie rankommt, mit riesigen, straffen Möpsen , Knackarsch und ansprechendem Gesicht (wobei ich persönlich mehr auf natürliche Schönheiten stehe, aber ab und an sind solche "Top-Mädels" schon schön anzusehen, quasi als "Appetizer").

Ums auf den Punkt zu bringen: Männer können nicht ohne Sex leben -Frauen schon! Belegt übrigens auch eine Untersuchung, wonach Frauen lediglich beim Kuscheln schon eine Oxytocin-Ausschüttung haben - Männer nur beim Sex!

Ergo gibt es für den Mann nur ein Ziel: dauernder, permanenter Sex! (das wär schön -mir würde schon 7 mal die Woche reichen -grins-)Nachdem das nur in den seltensten Fällen so abläuft, muss halt das Kopfkino und als Stimulans ein Porno herhalten. Das ist dann halt einfach unser verkümmerter, rudimentärer "Jagdinstinkt/-trieb".

Verschärft wird die Situation natürlich noch durch eine gewisse Reizüberflutung. Vor 50 Jahren bekam Mann wahrscheinlich schon einen "Ständer", wenn der Rock der Dame nach oben verrutscht und die Beine vermehrt freigegeben hat. Heute siehst Du ja an jeder Ecke und auf jedem Zeitungstitel (Riesen-)Möpse & Knackärsche, so dass wir immer mehr abstumpfen und den "Reiz" entsprechend "erhöhen" müssen.

Hausfrau und Mutter- ein Beruf ohne Ausbildung, ohne Bezahlung und ohne gesellschaftliche Anerkennung

Wie einfach war das Leben doch geregelt in der Urhorde: Die Männer gingen auf die Jagd, erlegten ein Mammut und sicherten der Sippe so das Überleben, während die Frauen zuhause blieben, Beeren und Früchte sammelten, das Herdfeuer bewachten und gemeinsam auf die Kinder aufpassten.
So entwickelte sich bei den Frauen der Sinn für die Gemeinschaft, samt der nützlichen Fähigkeit, immer mehrere Dinge auf einmal tun zu können. Ausserdem begünstigte das enge Zusammenleben mit anderen Frauen die Entwicklung verbaler Fähigkeiten, um Konflikte schnell erkennen und beilegen zu können.
Frauen haben bis zum heutigen Tage die Fähigkeit, Gemeinsamkeiten mit anderen Frauen rasch zu erkennen und zu benennen.

Im sozialen Kontext „scannen" Frauen in unglaublicher Geschwindigkeit alles, was um sie herum geschieht, und sind im Auswerten von Körpersprache den Männern deutlich überlegen.
Jedes Mädchen weiss auf einer Party, wer mit wem anbändelt, welcher Junge der Schwarm aller Mädchen ist – selbst dann, wenn derjenige davon noch überhaupt nichts mitbekommt.

Diese Fähigkeiten werden den Mädchen von ihren Müttern mitgegeben. Es wurde nachgewiesen, dass Mütter mit ihren Töchtern mehr sprechen als mit ihren Söhnen. Mädchen werden früher abgestillt, früher auf Sauberkeit gedrillt, lernen früher alleine essen und sich anziehen. Söhne werden dagegen mehr geschmust, öfter auf den Arm genommen und geküsst. Töchtern wird früher und konsequenter Leistung im Haushalt abverlangt als ihren Brüdern, sie werden strenger auf ihre Frauenrolle vorbereitet, während die Söhne deutlich mehr Freiraum zum Spielen erhalten.

In der Urhorde waren die Fähigkeiten und Tätigkeiten von Frauen und Männern gleichwertig, wenn auch nicht gleichartig:
Was hätte ein erlegtes Mammut genutzt, wenn man es nicht hätte braten können – also waren die Hüterinnen des Feuers geachtet. Ihre gesammelten Beeren und Nüsse brachten zudem Abwechslung in den Speiseplan.
Männer und Frauen waren ein Team, das ums Überleben kämpfte und aufeinander angewiesen war.
Frauen galten auch deshalb als kostbar, weil sie Leben schenken konnten. Trivial formuliert: Schwängern kann jeder, aber gebären nicht!

Je mehr sich die Menschen von ihrer ursprünglichen Lebensform entfernten, je mehr Staatsgebilde entstanden und die Machtstrukturen der Kirche, desto mehr veränderte sich das ursprünglich positive Frauenbild.
Man erinnere sich nur daran, dass die Ehefrau von Jesus Christus, Maria Magdalena, von den Kirchenvätern als Hure denunziert wurde, die den Sohn Gottes mit ihrem sündigen Leib davon abhält, die Welt zu retten.
Ich gestehe, dass mich angesichts dieses Machtmissbrauches der katholischen Kirche der Zorn packt, denn die darin verpackte Frauenverachtung hatte weit reichende Auswirkungen auf die Gesellschaft und die Zweierbeziehungen.
Bis zum heutigen Tage darf keine Frau Papst werden. Warum?
In der katholischen Kirche darf auch keine Frau die Sakramente erteilen. Warum?
Die ausschliesslich männlichen Priester müssen nach wie vor keusch und zölibatär leben. Warum?
Die prägende Rolle der Frauen im frühen Christentum wurde von den Kirchenvätern aus der Bibel entfernt (genauso wie alle Erwähnungen von Reinkarnation und Wiedergeburt, im übrigen!!) Ein Mensch, der weiss, dass er wiedergeboren wird, ist weit weniger manipulierbar und lenkbar von der Obrigkeit als einer, der meint, er

müsse in diesem Leben nur recht brav sein, damit ihm dann in Jenseits das Fegefeuer erspart bleibt!
Damit wurden Frauen einer positiven Identifikation beraubt. Stehen liessen die Kirchenoberen jedoch die Sätze des alten Testamentes: Das Weib sei dem Manne untertan – womit der modernen Sklaverei Tür und Tor geöffnet wurde.
Selbst in Popsongs hat diese Wahrheit Eingang gefunden: Woman is the slave of the slave.. heisst es bei Bob Marley. Damit kommt zum Ausdruck, dass selbst jeder Sklave noch eine Frau hat, die er als unter sich stehend erachtet und die die Sklavenarbeit für ihn erledigt.

Später dann - und ich denke, es hat mit der Industrialisierung und dem zunehmenden Geldverkehr zu tun – wurde klar, dass derjenige, der das Geld verdient, auch derjenige ist, der sich Dinge leisten kann und damit die Macht hat.
Wer kein Geld hat, ist machtlos – und wird häufig verachtet, weil er „unproduktiv ist".
(In diesem Zusammenhang fand ich auch eine Untersuchung sehr interessant, die über Arbeitslose gemacht wurde. Nicht der Umstand, dass sie keine Arbeit haben, machte diese Menschen verzweifelt und depressiv, sondern der Umstand, dass sie kein Geld haben, um in der Gesellschaft als potent zu erscheinen)

Gesellschaftliche Anerkennung und Geld sind also eng gekoppelt.
Da gibt es doch zu denken, dass die Hausfrauen und Mütter, die einen grossen Beitrag leisten zum Bruttosozialprodukt (immerhin sind sie Köchin, Putzfrau, Managerin, Lehrerin, Kindergärtnerin, Krankenschwester, Hauswirtschafterin, Gärtnerin, Masseurin, Beraterin, Psychologin und Geliebte in Personalunion) für ihre Arbeit überhaupt nicht entlohnt werden.
Esther Vilar hat zwar in ihrem Buch behauptet, jede Hausfrau sei eine Schmarotzerin am Manne, weil sie über den sexuellen Verkehr allerlei Vergünstigungen für sich erschleiche, und überhaupt sei der

arme Mann ja ein Opfer seiner Triebe, und dies würde von Lady Hausfrau schamlos ausgenutzt.....
In den siebziger Jahren war dem Buch dennoch ein grosser Verkaufserfolg beschieden, traf es doch sehr gut den Nerv der Zeit.
Die traditionelle Frauenrolle war im Umbruch, einige Frauen hatten sich bereits der Berufstätigkeit zugewendet. Gleichwohl spürten sie ein diffuses Unbehagen, denn diese neue Rolle forderte von ihnen eine gesteigerte Belastbarkeit.
Alleine der Umstand, dass sie ausser Haus das Geld verdienten, bedeutete nämlich noch nicht, dass ihnen zuhause jemand die Hausarbeit abnahm, nein, diese durften sie dann noch nach Feierabend erledigen. (bei vielen Frauen kann man dieses Muster bis heute sehen). Dazu passen ja auch wunderbar Studien, die zeigen, dass bei Männern der Stresslevel sinkt, wenn sie nach Hause kommen, während der von Frauen steigt!
Kein Wunder, dass mit heimlichem Neid auf die „Nur- Hausfrauen" geschielt wurde, und sich diese Emotionen in Büchern wie dem genannten entluden.

Nur wurde den Frauen insgesamt damit kein Gefallen getan – denn nun konnte man sie bei Bedarf auch noch als Parasiten am Volksvermögen schmähen, blieben sie zuhause bei den Kindern.
Entschieden sie sich dagegen für eine Berufstätigkeit, konnten sie als Rabenmütter und geldgeile Emanzen verurteilt werden.
So etwas nennt die Psychologie eine „double-bind" Situation, d.h. egal, wie du dich entscheidest, es ist immer falsch!
Frauen blieb also nur die Entscheidung: Karriere einerseits, dafür aber Doppelbelastung, oder aber Hausfrau, dafür aber gesellschaftliche Nicht- Achtung.

Vor diesem Hintergrund ist es nicht weiter verwunderlich, dass viele Frauen meiner Generation das Grundempfinden hatten, mit dem falschen Geschlecht auf diese Welt gekommen zu sein.
Mannsein schien so sehr viel einfacher: Schon als Kind dürfen Jungs mehr, sie dürfen zum Judo oder Schlagzeug lernen – so was

gilt als unweiblich. Mädchen wie meine Bekannte Reni sind da die Ausnahme – sie ist aber auch beim Vater (!!) aufgewachsen und sie spielte Schlagzeug mit der grössten Selbstverständlichkeit – und richtig gut! Die Kerle durften arbeiten und bekamen dafür auch noch Geld, Macht und Anerkennung, und wenn sie helle waren und gescheit, war dies kein Makel auf ihrem Weg, sondern ein erwünschtes Merkmal, das sie als Alphatier auszeichnete.

War hingegen ein Mädchen klüger als der Durchschnitt, so galt sie zumindest als „Streberin“, wenn nicht gar als unweiblich. Wollte sie zudem einen Beruf ergreifen, der jenseits des weiblichen Spektrums von Lehrerin, Kindergärtnerin, Krankenschwester oder Sozialarbeiterin lag, galt sie gleich noch als hochnäsig, arrogant, karrieregeil oder durchgeknallt.
(selbst ich musste einige Male schlucken, als mir in der Praxis die erste Pilotin oder die erste Automechanikerin gegenüber sass; so tief sind die Rollenklischees in unseren Gehirnen eingefräst!)
Schlimmer noch: Auf dem Weg zur Karriere geben Frauen oftmals auch noch ihre weibliche Berufsbezeichnung auf und nennen sich selbst Grafiker, Architekt oder Arzt statt Grafikerin, Architektin oder Ärztin.
Ich habe umgekehrt aber noch keinen Mann gehört, der gesagt hat, er sei ein Krankenbruder oder ein Kindergärtner. Nein, Männer heissen Krankenpfleger oder Erzieher.
Aufschlussreich und nachdenkenswert, oder?

Entschied eine kluge Frau sich dagegen für die traditionelle Rolle der Hausfrau, Mutter oder neudeutscher, der Familienfrau, der Managerin eines „Kleinbetriebes“, so fühlte sie sich in vielen Fällen unterfordert und gefrustet ob der immer wiederkehrenden Aufgaben, die so wenige Erfolgserlebnisse boten.
Natürlich ist es erfreulich, wenn der Familie das selbst gekochte Essen schmeckt, aber das Abspülen, Betten machen, staubsaugen, waschen, bügeln und was der langweiligen Routinearbeiten mehr sind, ist nun nicht gerade aufbauend und motivationsfördernd.

Sehr zu empfehlen ist in diesem Zusammenhang das wunderbar lakonische Buch “Nur der Pudding hört mein Seufzen“ von Erna Bombeck, die das Elend der intelligenten Hausfrau in wundervoll amüsante Geschichten verpackt hat.

Die meisten cleveren Hausfrauen leiden jedoch an ihrem Beruf und können die Frustrationen nicht immer mit Humor ausblenden und wegdrücken. Sie haben je länger, je mehr das Gefühl, ihre Talente vergeudet zu haben. Wenn ihre Kinder noch klein sind, wenden sie sich daher kreativen Hobbies zu, um wenigstens etwas Produktives für sich zu tun.
Andere ergreifen soziale Engagements, sind im Schulelternbeirat aktiv oder lassen sich in den Gemeinderat wählen.
Wenn die Kinder dann aus dem Haus gehen, leiden viele an dem „empty-nest“ Syndrom und fallen in eine grössere Depression.
Manche dieser Midlife Krise- Frauen legen sich dann noch ein weiteres Hobby zu (früher war dies Tennis, heutzutage eher Nordic Walking oder Golf), oder kaufen sich einen Hund
(Begüterte nehmen auch ein Pferd – und nehmen den Reitlehrer dann auch gleich noch her für lustvolle Stündchen) oder sie stürzen sich mit Verve auf die Betreuung der allfälligen Enkelkinder (gemäss dem Motto: Mehr vom Selben, das kenne ich wenigstens und kann es!).

Leider kommt es in vielen Fällen durch die Unterschiedlichkeit der Erlebniswelten zu einer zunehmenden Entfremdung der Ehepartner. Viele Frauen beklagen sich bitter bei ihren Freundinnen, dass sie mit ihrem Mann so gar nicht reden könnten – und verstummen.

Viele „Nur- Hausfrauen“ leiden unter dem schlechten Image, das sie in der Gesellschaft haben. Dabei ist der Beruf der Hausfrau sicherlich einer der vielseitigsten – nur wird er nicht als solcher wahrgenommen, weil damit keine Bezahlung einhergeht.
Daher kann ich allen Männern nur einmal empfehlen, während der Kinderjahre ihrer Kinder einmal einen Rollentausch mit ihren Frauen vorzunehmen (und bitte nicht nur am Muttertag, sondern für länger, wenn möglich).
Denn dann wird klar, was dieser Beruf an Arbeit und Verantwortung mit sich bringt, und welche Nervenstärke und Flexibilität nötig ist, um den Job gut zu machen.
Eine Idee wäre auch, dass ein Mann seine Frau für ihren Job bezahlt – und zwar ohne dass sie um „Haushaltsgeld“ bitten muss, sondern ein „Gehalt“ zu ihrer freien Verfügung – dann würde sie sich gleich anerkannter und wertvoller fühlen.
Zudem sollte jede berufstätige Frau ebenso gelobt werden für ihr Tun—denn in aller Regel hat sie ja nebenher auch noch ihren Haushalt zu versorgen- also de facto eine Doppelbelastung.
Und bitte, liebe Männer: Bringt abends ein offenes Ohr für Eure Frauen mit, die Euch zuhause den Rücken frei gehalten haben – sie wollen oft nur ein Ventil, um die über den Tag angesammelten Erlebnisse loszuwerden, gute wie weniger angenehme.
Sie erwarten keine Problemlösung von Euch, nur Empathie!

Antoine

Meine erste Frau hat mich begeistert, weil sie so einen weiblichen fraulichen Körper hatte. (ich mag keine Twiggy-Ausgaben...), den Hautgout, diese Haut zog mich magisch an, ich war ganz verrückt danach; ihre Intelligenz und Eloquenz und ihr französischer Charme.

Später dann erkannte ich ihren ständigen Egotrip, dieses stete

überall im Mittelpunkt stehen müssen, eine Art Exhibitionismus und Expressionssucht, die einen grossen inneren Mindernickel kaschieren sollte. Und daraus: immer wieder neue Männergeschichten, die ihr Bestätigung sein mussten.
Genervt hat sie mich mit hysterischen Tiraden, die vor allem Öffentlichkeit brauchten, bei Festen mit Freunden, Familie, mit Bekannten. Ausflippen, wenn es nicht so lief, wie sie wollte, warf dann Freunde und sogar Eltern aus dem Haus, warf mit Gegenständen, schrie und tobte, peinlichpeinlich.
Ich hätte mir ehrliche, freiwillige Treue gewünscht und ein wahres Gemeintsein als Mann.
Wir haben zwar oft über alles mögliche geredet, aber nicht über die tiefsten Gefühle. Je mehr Seitensprünge sich da addierten, desto verschlossener und abgeriegelter wurde ich.
Wenn ich mal Wut/Emotion/Gefühle/meine Verletztheit zeigte (meistens nach einer neuen Offenbarung einer Affäre), dann bagatellisierte sie, wickelte mich immer wieder um den Finger, dass ich am Schluss das Gefühl hatte, irgendwie bin ich ein Spiesser, verklemmt, nicht ganz dicht...
Ich war ihr sexuell in einer Weise hörig, je weniger ich sie wirklich innerlich erreichte, ich war süchtig, verzweifelt geradezu, über den Sex ihr Inneres zu berühren, aber das fand gegenseitig nicht statt, es war irgendwie roh, verzweifelt, manchmal fast gewalttätig und ganz sicher nicht orgiastisch und tiefgründig, nicht von ehrlicher Empfindung getragen.
Wir haben beide zu wenig Selbstliebe und Selbstwertgefühl entwickelt, um uns wirklich begegnen zu können, sexuell und erotisch war kein Urvertrauen da, kein gutes Selbstbild.

Zwei Arbeitswelten – Entfremdung und Vorwürfe

Meine Eltern hatten wie die meisten Paare dieser Generation die klassische Aufteilung gewählt, bei der die Frau zuhause blieb, um die Kinder grosszuziehen, während der Mann draussen in der Welt das Geld verdiente. Für uns Kinder hiess das konkret, dass der Vater aus dem Haus ging, während wir noch schliefen und oft erst heim kam, wenn wir schon wieder im Bett waren.

Wie beglückend war es da, wenn er am Wochenende endlich einmal Zeit für uns hatte, mit uns spielte oder uns einmal mitnahm in „seine" Firma.

Ich kann mich noch gut daran erinnern, wie sehr ich ihn als Kind für sein grosses Büro und die Sekretärin bewundert habe, dafür, dass ihn – in meiner Wahrnehmung – jeder in der Firma kannte und achtungsvoll grüsste .

Die Welt meiner Mutter hingegen spielte sich im und ums Haus herum ab – da gab es wenig Neues oder Interessantes zu entdecken.

Kindern mit ihrem starken Bewegungsdrang kommt ein Leben im Haus häufig besonders langweilig vor, sie wollen eher „die Welt dort draussen" entdecken und erforschen.

Logischerweise erscheint ihnen die Arbeitswelt des Vaters spannender und erstrebenswerter.

Zugleich führte die Mutter mir vor Augen, dass das Leben einer Hausfrau geprägt ist von vielerlei Pflichten – an denen sie uns Kinder frühzeitig beteiligte.

So mussten wir täglich abspülen, das Geschirr abtrocknen und aufräumen, dazu den Müll runter tragen, Schuhe putzen, das Bad putzen, einkaufen etc.

Selbstredend machte mir das nur mässig Spass- und so beschloss ich sehr früh, dass dies kein Beruf für mich werden könne.

So ging ich gegen den Willen meiner Mutter aufs Gymnasium, studierte Medizin und arbeitete seither ausser Haus– unterbrochen lediglich vom ersten Lebensjahr meines Sohnes, in dem ich „nur"

Nachtdienste in der Klinik machte, um noch Zeit für mein Kind zu haben.
Als Luxus und Ausgleich dafür habe ich seit vielen Jahren eine Putzfrau, die die grobe Haushaltsarbeit für mich erledigt (und der ich dafür, das sei nebenbei erwähnt, auch jeden Tag dankbar bin dafür, dass sie mir den Rücken freihält für die Dinge, die ich in meinem Arbeitsalltag zu bewältigen habe.)

Damit sind wir gleich bei einem der Hauptprobleme vieler Partnerschaften, die so konventionell geprägt sind: Beide Partner leben in völlig unterschiedlichen Universen und haben oft nicht viel Ahnung, womit sich der andere den lieben langen Tag herumschlagen muss.
Jeder hat seine Erwartungen an den anderen, seine Hoffnungen und Wünsche – und oft genug treffen völlig konträre Erwartungen aufeinander und Konflikte entstehen schnell.

Frauen, die in diesem klassischen Rollenbild leben, sind umgeben vom Haushalt, der die stets gleichen, einförmigen Aufgaben stellt, die Zeit und Energie verbrauchen, ohne dass sie je zu Ende sind und auch, ohne dass sie eine richtige Belohnung für ihre Mühen erhalten.
Sind auch noch Kinder mit von der Partie, so endet der Arbeitstag eigentlich nie, denn Kinder wollen- zumindest wenn sie klein sind, auch in der Nacht gestillt und gewickelt werden. Später zahnen sie dann, haben Fieber oder leiden an Alpträumen—und Mutter hat stets zur Stelle zu sein, um zu trösten, sich zu kümmern und als emotionale Tankstelle zu dienen.
Dass dieser Zustand der permanenten Verfügbarkeit und Überforderung müde, ausgelaugt und dazu sexuell lustlos macht, ist nicht wirklich überraschend.
Gibt es in einer Familie mehrere Kinder, so ist die Mutter auch noch täglich Zeugin der normalen Geschwisterstreitigkeiten oder Rivalitäten – und oft fehlt der Vater als ausgleichendes Element.

Frauen, die so leben, haben an ihren Partner die Erwartung, dass er sie entlastet, dass er die Alltagsorgen und Kümmernisse mit ihnen teilt, sie sich ruhig anhört, Anteil nimmt am Aufwachsen seiner Kinder, sie wollen ihrerseits getröstet, gelobt und aufgebaut werden, sie wollen Anerkennung für die tägliche Leistung, die sie erbringen. Dazu sollen die Väter möglichst in dem Moment, in dem sie nach Hause kommen, ihnen die Kinder abnehmen und sich mit ihnen beschäftigen – gleichzeitig sollen die Männer aber auch den Frauen Aufmerksamkeit entgegenbringen und Zeit für sie haben.

Männer, die als der alleinige Ernährer ihrer Familie fungieren, haben einen enormen Druck, in ihrem Beruf möglichst erfolgreich zu sein, um dieser Rolle auch gerecht werden zu können. Sie fürchten sich vor Arbeitslosigkeit, vor beruflichem Mobbing, vor Zurückweisung vonseiten ihrer Chefs, davor, zu versagen.
In der Industrie und der freien Wirtschaft herrscht heute mehr denn je ein gnadenloser Verdrängungsprozess, und emotionale Qualitäten sind eher hinderlich auf dem Weg die Karriereleiter empor.
Viele Männer funktionieren perfekt, wo es um fachliche Kompetenzen geht, werden aber maulfaul und scheu, sobald es um die emotionale, gefühlvolle und seelische Dimension ihres Lebens geht.
Dafür sind ihre Frauen zuständig, diese Kompetenzen haben sie ausgelagert und abgegeben.
Ein Mann, der den ganzen Tag Ärger, Stress und Hektik in seinem Beruf erlebt hat, der seine Gefühle unter Verschluss halten musste, um zu bestehen, kommt abends erschöpft und leer nach Hause. Er wünscht sich in aller Regel nur noch, dass er sich mit einem Bierchen vor die Glotze knallen darf und dort seine Ruhe hat. Er will entspannen, nicht gefordert werden, sich nicht noch einmal mit irgendetwas auseinandersetzen müssen, nur abschalten.
Am besten können das die Mehrzahl der Männer, die ich kenne, beim Sport, beim Kartenspielen, beim Fernsehschauen- und beim Sex.

Was geschieht nun, wenn diese zwei Welten aufeinander treffen, in einer „ganz normalen“ Beziehung?
Viele Männer fühlen sich von ihren Frauen, die abends reden wollen, genervt und belästigt, und sie hören eher mit einem Ohr hin, wenn überhaupt.
Die Frauen fühlen sich durch dieses vermeintliche Desinteresse an ihnen und ihrem Leben natürlich enttäuscht und frustriert, nicht zuletzt, weil sie oft ihre eigene Karriere um der Kinder wegen hintangestellt haben – seiner Kinder!
Sie gewinnen den Eindruck, dass sie in der Falle sitzen, den Mann, in den sie sich einst verliebt hatten, gar nicht kennen oder ihm sehr fremd geworden sind.
Er interessiert sich offenbar mehr für seine Kumpel, sein Motorrad, seine Briefmarkensammlung oder seinen Computer als für sie.
Frauen sind so veranlagt, dass sie dann sofort an ihrer Attraktivität für den Mann zweifeln, und schon stürzen sie sich in neue Fummel, legen ein verwegenes Make- up auf, gehen zum Friseur, machen eine Diät oder lassen sich Fett absaugen oder liften.
Mit grosser Verwunderung müssen sie dann feststellen, dass alle diese Massnahmen nichts an dem Verhalten ihrer Männer zu verändern vermögen – er sitzt immer noch lieber in der Kneipe oder vor dem Computer, als mit ihnen auf dem Sofa zu einem „gemütlichen“ Gespräch.
Einer meiner Patienten meinte einmal, er fühle sich zuhause alles andere als behaglich, vielmehr komme er sich vor wie in einem Minenfeld. Gespräche mit seiner Frau empfinde er überhaupt nicht als gemütlich, sondern anstrengend und sezierend.
Umgekehrt stimmt dies natürlich auch: Manche Männer haben die unselige Gabe, jedes Wort ihrer Frau auf die Goldwaage zu legen und allüberall Verrat oder Demütigung zu wittern.

Er liebt mich nicht mehr – ist dann der nächste Gedanke – er hat eine andere, die er toll findet, der übernächste.
Und schon beginnt eine innerseelische Entwicklung, die ins Verderben führt.

Eine Frau, die sich ungeliebt fühlt, fängt an zu mauern, d.h. sie macht zu, sie verweigert sich, sie will keinen Sex mehr, sie geht in die innere Emigration, sie verliert ihr inneres Strahlen.
Sie fühlt sich ausgebeutet und ungefähr so attraktiv wie ein weggeworfener Putzlappen.
Sie grollt ihm, weil sie sich verraten und in der Falle fühlt—und natürlich ist in ihrer Vorstellung Er dafür verantwortlich. Sie fühlt sich auf ein Mal alt, verbraucht und trauert den vergangenen Tagen ihrer Jugend hinterher, ist davon überzeugt, dass sich kein Mann dieser Welt mehr für sie interessiert (schliesslich hat sie Kinder geboren und gestillt, ihr Busen ist nicht mehr fest und stramm, von den Dehnungsstreifen durch die Schwangerschaften ganz zu schweigen).
All dies ergibt in ihrem Inneren einen hochexplosiven Mix, den sie mit der einzigen Strategie beantwortet, die sie gelernt hat: Sie zahlt mit gleicher Münze heim, d.h. wenn sie meint, dass ihr Mann sie nicht mehr liebt, verehrt und begehrt, dann will sie auch nichts mehr von ihm wissen.
Nun sind Frauen ungleich konsequenter und hartnäckiger als Männer, und so hält sie diese Taktik durch, selbst dann, wenn der Mann verbal und durch sein Tun immer wieder versucht, sie vom Gegenteil zu überzeugen.
Es scheint so, dass eine einmal verschlossene Tür des Vertrauens bei Frauen durch nichts mehr zu öffnen ist.

Der zugehörige Mann versteht gar nicht, was los ist—denn er ist es nicht gewohnt, über Gefühle zu sprechen, er fühlt nur, dass seine Frau nicht mehr mit ihm will.
Viele Männer in einer solchen Zwickmühle kapieren nicht- oder wollen nicht kapieren, dass ihr Verhalten gegenüber ihren Frauen oder Freundinnen sowohl ausserhalb des Bettes als auch innerhalb eine Rolle spielt. Es funktioniert nicht, seine Frau täglich lieblos zu behandeln und dann aber abends zu erwarten, dass sie die super leidenschaftliche Geliebte gibt.

Sie hat einen anderen, ich bin ihr nicht gut genug, lauten seine nächsten Gedanken – und schon beginnt er, noch mehr im Beruf zu strampeln, noch mehr Geld, ein grösseres Auto oder eine spektakulärere Urlaubsreise zu planen, um seiner geliebten Frau doch zu genügen.
Er weiss nicht, dass sie „eigentlich“ nur mehr Zeit, Aufmerksamkeit und Zuwendung von ihm möchte – ohne dass sie erwartet, dass er ihre Probleme für sie löst.

Meine Herren: Nehmen Sie sich nur einfach Zeit für Ihre Frau, hören Sie ihr wirklich zu – sie hat eine Menge zu erzählen, aber sie erwartet nicht von Ihnen, dass Sie das Problem für sie lösen. Sie will wirklich nur einen, der sie anhört. Das ist so wie laut nachdenken, Gedanken sortieren, sich verbal über etwas klar werden, was zuvor etwas amorph im eigenen Inneren herumgewabert ist.
Also aktiv hinhören, aber keine Lösungsstrategien entwerfen—das kann sie selber, wenn sie soweit ist, in die Aktion zu gehen.
Aber was sicherlich fein wäre und sicher gern gesehen wird:
Massieren Sie ihr doch die Füsse, oder den Nacken oder bringen Sie ihr einen Aperitif, während sie sich einmal auf dem Sofa ausstrecken darf. Schalten Sie einmal nicht sofort die Glotze ein, verziehen Sie sich nicht in Ihr Büro, bleiben Sie bei ihr und schenken Sie ihr Zeit und Aufmerksamkeit!!
Ich kann Ihnen verraten, dass Sie keinen Seelenstriptease ablegen müssen, um bei Ihrer Frau zu punkten. Sie will im allgemeinen nur etwas liebevoll behandelt werden, dann hat sie auch mehr Lust auf Erotik – denn so, wie man in den Wald hineinruft, so schallt es für gewöhnlich zurück.

Sie wirft ihm vor, dass er sich nur um sich, seine Hobbies und alles mögliche andere kümmert, nur nicht um sie, er wirft ihr vor, sie sei immer nur am Meckern und am Mäkeln und nichts sei ihr recht- und im Bett herrscht Flaute.

Frauen können meist nur dann beim Sex Spass haben und loslassen, wenn zuvor die äusseren Stressfaktoren ausgeräumt sind, und per Gespräch die Lage geklärt wurde.
Männer können oft beim Sex ihren Stress loslassen und sind hinterher weitaus gesprächsbereiter als sonst.

So entwickelt sich eine klassische Pattsituation: Frauen wollen keinen Sex mehr, weil nicht geredet wird, Männer sind enttäuscht, weil sie keinen Sex bekommen, und reden dann erst recht nicht mit ihren Frauen – weil sie sich in ihren Bedürfnissen nicht angenommen fühlen.
Im Extrem geht dieses Patt so weit, dass einer der beiden Partner sich einen anderen Sexualpartner sucht- meist ist das der Mann, der die Zurückweisung nicht länger aushält, in den letzten Jahren sind es aber auch vermehrt die Frauen, die aus solch unbefriedigenden Beziehungen „aussteigen".
Leider wiederholt sich das zerstörerische Muster dann auch in den Folgebeziehungen—sofern es den Partnern nicht rechtzeitig gelingt, ihren eigenen Anteil am Desaster zu überdenken, zu klären und zu ändern.

Wenn Männer die klassische Rolle des Ernährers der Familie übernehmen und die Frau zuhause bei den Kindern bleibt, ist das Risiko gross, dass beide von der Welt des anderen nichts oder einfach zu wenig wissen und erfahren.
Die Entfremdung führt dann schnell zu Frustration und Enttäuschung, zu Sprachlosigkeit oder Desinteresse am anderen.
Tip für Frauen: Fragen Sie ihn, was an dem Tag für ihn das Beste war- oder was das Nervigste – wenn er heimkommt, signalisieren Sie ihm damit Gesprächsbereitschaft und Interesse an ihm.
Tip für Männer: Fragen Sie Ihre Frau einfach, was ihr auf der Seele lastet- sie will im allgemeinen nur reden und erwartet von Ihnen nicht, dass Sie ihre Arbeit erledigen.

Sagen Sie ihr immer wieder, wie sehr Sie sie lieben und schätzen – auch wenn es Ihnen albern und unnötig erscheint, Frauen müssen immer wieder hören, dass sie okay sind – das weibliche Selbstwertgefühl ist nicht so unerschütterlich wie das männliche.

Max:

*Warum setzen Frauen immer Sexentzug als **Erziehungsmassnahme** bei uns Männern ein (habt Ihr keine anderen pädagogischen Mittel ?)? meist bei irgendwelchen Differenzen oder wenn man(n) nicht gut drauf ist und man(n) sich mal eben "komisch" (oder auch mal daneben) benimmt. Dass da **unmittelbar** wegen einer "Gefühlsblockade" nichts geht, kann ich ja noch verstehen, obwohl sich mit dem Gegenteil, nämlich gerade dann Sex zu haben, die Situation eher entspannen & entschärfen würde. Hier sollten die Mädels unter Umständen ansetzen. Natürlich kann man alles bis zur Unendlichkeit ausdiskutieren, aber wenn schon das "Mundwerk" läuft, dann könnte Frau es ja auch ein wenig anders einsetzen. (grins).*

*Was ich aber nun überhaupt nicht verstehe, ist die Tatsache, dass Mann nach solchen Situationen erstmals eine mehrtägige (kann auch Wochen gehen, je nach "Schwere des Vergehens") **"Probezeit"** (ob er sich wieder dauerhaft gut führt) zu überstehen hat, bis er dann gnädigerweise mal wieder "darf" (oder eben auch nicht) !*

Was soll das ? Das sind doch nur unsinnige Macht-Spielchen, die außer Energieverlust & (männlichem Verdruss) gar nichts bringen.

Und wenn's blöd läuft, dann bekommt mitten in der Nacht die "Krönung der Schöpfung" just dann Bock auf Sex, wenn er (respektive ich) nicht (zum Ende kommen) kann, weil die ganze Energie auf dem Spinning-Bike "verblasen" wurde bzw. nach rund 1 3/4 h

Fahrt auf einem Rennsattel mein kleiner Freund die halbe Nacht "gefühllos" ist. Könnte allerdings auch unbewusst gutes Timing sein, da es dann wenigstens bei ihr für 2 Orgasmen gereicht hat (soll jetzt aber kein Vorwurf sein, denn ich unterstelle ihr einfach , dass sie es gut mit mir meinte). Nur wie schon einmal festgestellt: ***Sie*** *bestimmt wann & wo (womit wir wieder bei der "Macht-Balance" wären).*

Das Drama alter Ehen

Viele Ehen sind, wenn sie nur lange genug nach obigem Strickmuster ablaufen, so marode, oder in Gewohnheiten erstickt, dass ein beglückender Austausch der Partner miteinander schon lange nicht mehr stattfindet.
Wenn nicht gemeinsame Interessen oder wirtschaftliche Verflechtungen die Partner aneinander binden, gehen zu diesem Zeitpunkt manche Beziehungen in die Brüche.
(Die zahlenmässig häufigsten Scheidungen und Trennungen finden indes nach ca. vier Jahren statt – dann nämlich, wenn die Verliebtheit zu Ende ist, und der Alltag, meist in Form eines Kindes, die beiden Partner fordert – und überfordert).

Entscheiden sich diese gefrusteten Frauen dazu, dennoch an ihrer Ehe festzuhalten, dann häufig aus wirtschaftlichen Gründen. Grundtenor ist dann: Ich habe mich jetzt so viele Jahre mit dem Haushalt abgeplagt und mit den Kindern, dabei meine eigenen Fähigkeiten und Talente immer hintenan gestellt- nun verzichte ich nicht auf die Annehmlichkeiten der sicheren Rente meines Ehemannes, indem ich nun noch einmal von vorne beginne.
Gleichzeitig jedoch fordert dieser Kompromiss einen hohen seelischen Preis von diesen Frauen, denn die Liebe zu ihrem Ehemann ist in vielen Fällen mit den Jahren einfach eingeschlafen – oder wurde aus diversen Gründen nicht gepflegt.
Diese Frauen fühlen sich doppelt in der Falle, denn sie sind wirtschaftlich von ihrem Ehemann abhängig, haben aber keine emotionale Verbindung mehr zu ihm.
Und so leiden sie still vor sich hin, werden bitter und rächen sich subtil dafür, dass sie vermeintlich all die Jahre zu kurz gekommen sind.
Sie verweigern ihren Männern Zärtlichkeit, seelische Wärme und Zuspruch – handkehrum erleiden sie aber auch selbst ein Defizit an diesen Qualitäten, denn sich nun noch einen Geliebten „zuzulegen“, erscheint diesen traditionell geprägten Frauen moralisch verwerf-

lich, oder scheitert an den Umständen, d.h. sie trauen sich nicht, sich auf die Suche nach einem netteren Mann zu begeben.

Wenn ich mir solche „alten, unglücklichen“ Ehepaare ansehe, so denke ich oft, dass jeder der Beteiligten für sich ein netter und liebenswerter Mensch ist, mit Humor, Warmherzigkeit und Lebensweisheit ausgestattet. Warum nur können die beiden nicht miteinander? Was ist da wann schief gelaufen?
Eine der Ursachen für die verhärteten Fronten könnte sein, dass Männer sich gerne über Sex mit ihren Frauen versöhnen wollen- während Frauen erst einmal verbal „klar Schiff“ gemacht haben müssen, bevor sie Lust haben auf ihren Gatten. Die „Wise Guys“ haben dies so treffend in einem Song auf den Punkt gebracht: “Er will drüber schlafen, sie will drüber reden“ und so kommen beide nicht vom Fleck und die Fronten verhärten sich.
Eine der möglichen Lösungen wäre es, dass Frauen erkennen, dass ihre Männer eben so gestrickt sind, dass das Reden bei ihnen nach dem Sex Platz hat, dass aber Männer auch zur Kenntnis nehmen, dass Frauen nun einmal pro Tag mehr Wörter loswerden wollen als sie, und dass bei Frauen das Reden auch den Zweck hat, Bindung herzustellen und zu festigen.
Wie schön wäre es, wenn sich beide Seiten aufeinander zu bewegen könnten, um sich in der Mitte zu treffen!!

Offenbar ist unser aller Ego so gross, dass wir es schon fast als Zumutung betrachten, unseren Standpunkt aufzugeben, um uns einmal zur Abwechslung gedanklich „in die Schuhe des anderen“ zu stellen.
Dabei wäre es sehr hilfreich, genau dies immer einmal wieder zu tun. Also: Wie würde ich behandelt werden wollen, wenn ich mein Partner wäre?
Was würde ich mir wünschen? Dabei könnten beide Partner sehr rasch feststellen, dass sie „eigentlich“ ganz ähnliches wollen.
Jeder Mensch möchte gelobt und anerkannt werden, jeder und jede möchte Respekt, Zuneigung, Zärtlichkeit, Aufmerksamkeit. Nie-

mand möchte verachtet, gescholten, angekeift oder vernachlässigt werden.
Da Frauen sprachlich gewandter sind als die meisten Männer, setzen sie bei Verbitterung diese Waffe auch sehr gekonnt ein.
Frauen sind die geheimen Weltmeister im „Niedermachen“ ihrer Männer—und sie merken dabei nicht, dass die verbalen Spitzen, die sie da abfeuern, auch gegen sie zielen: Denn, bitte, wenn der eigene Gatte so ein Schluffen oder so ein unaufmerksamer Schlappschwanz ist, was hat das mit mir, der Ehefrau, zu tun? Gebe ich ihm Anlass, mich zu vernachlässigen, spiegele ich ihm, dass ich es nicht wert bin, weil er mir auch nichts mehr wert ist?
Auch hier gilt, dass es herausschallt, wie man in den Wald hineinruft!!

Also sollten diese Paare versuchen, sich aus den eingefahrenen Denk- und Verhaltensmustern zu lösen, indem sie einfach einmal so tun als ob sie sich noch gar nicht kennten (was in vielen Fällen leider auch stimmt- viele Menschen leben über viele Jahre zusammen, ohne auch nur den Hauch einer Ahnung zu haben, was der andere wirklich mag!) Reden über die eigenen Wünsche könnte helfen, meine Herren – aber auch meine Damen. Ja, ich weiss, es schickt sich nicht, wenn man davon träumt, mal ganz heftig von hinten genommen zu werden, oder gefesselt zu werden, oder mit heissen Himbeeren gefüttert zu werden, oder sich gegenseitig unter der Dusche einzuseifen – ja, auch dort!!
Aber wenn Sie diese Wünsche für sich behalten, kann Ihr Partner sie Ihnen keinesfalls erfüllen, denn sie stehen Ihnen nicht an der Stirn geschrieben.

Daher spielen Sie miteinander, tun Sie so, als ob, oder schlüpfen Sie in Rollen, die das dürfen, was Sie selbst nicht dürfen: Eine Zofe am Hofe des Fürsten hat zu Willen zu sein, sie darf sich unterwerfen, sie muss das sogar.
Eine Mätresse vergangener Jahrhunderte durfte verrucht sein, ja, man(n) erwartete dies sogar von ihr.

Ein Ritter des Mittelalters durfte der hohen und der niederen Minne dienen, ein Dandy der Jahrhundertwende durfte exzentrisch sein, oder verspielt – suchen Sie sich Rollen aus in diesem Spiel, die Ihnen Freude machen und es Ihnen erlauben, die bisher ungelebten Teile einmal auszuleben – ohne Angst haben zu müssen, dafür verurteilt zu werden.
Sie können das Spiel zunächst auf 24 Stunden beschränken, bei Gefallen aber auch jederzeit verlängern.
Sehr schön ist auch das Spiel von „Herr und Sklave“ – wobei der Herr sich alles wünschen darf und der Sklave macht es gerne und mit Hingabe.
Der Reiz dieses Spieles beruht darauf, dass die Rollen nach 6 bis 8 Stunden wechseln, sodass der Sklave dann zum Herrn wird, und umgekehrt.
So kann man Respekt üben, aber auch Mut und sinngemäss den Kantschen Imperativ „was Du nicht willst, das man Dir tu, das füg auch keinem anderen zu – denn sonst könnte es Dich bereits nach sechs Stunden selbst treffen…
Dieses Spiel hilft vorzüglich, die gegenseitigen Grenzen auszuloten und sich dabei näher zu kommen.

Ja, ja, ich höre schon wieder die Kritiker: Waaas, das sollen wir machen als altes Paar, das ist doch albern und völlig unrealistisch, gespinnert und abwegig!!

Ach so, erlaubt ist nur, was politically correct ist?
Sind Sie sicher, dass Ihr Partner das auch so sieht?
Haben Sie ihn schon einmal gefragt- oder ihm die Chance zu spielen gegeben?
Haben Sie sich gegenseitig schon einmal Ihre erotischen Lieblingsphantasien erzählt, oder haben Sie sich schon einmal getraut, sich gegenseitig bei der Selbstbefriedigung zuzusehen?

Was, Sie schämen sich? Sie würden sich so was nie trauen?

Oder schlimmer noch, Sie haben als nicht mehr ganz junge Frau noch nie Hand an sich gelegt?
(Meine Damen, wenn Sie selbst noch nicht einmal wissen, was Ihnen am meisten Lust bereitet, wie soll es Ihr Gatte wissen, wenn er nicht gerade über hellseherische Kräfte verfügt?)
Warum, Sie sind doch verheiratet miteinander – Sie könnten sich miteinander eine Insel schaffen, auf der all das Alberne, Kindliche, Verruchte, Ungewöhnliche, leben darf – weit weg vom Alltag, als Ihr beider kleines Geheimnis...

Was meinen Sie, wie sehr das verbinden kann- und welche bisher unbekannten Potentiale an Lust Sie miteinander entdecken könnten??

Nein, ehrlich, ich bin keine Erotomanin, die ständig nur Sex im Kopf hat, aber Worte schaffen nicht diese Intensität an Intimität und gehen nicht so unter die Haut, wie Berührung und erotischer Austausch—und daher kann man diese Qualität auch im höheren Lebensalter nicht einfach so vom Tisch kehren, der Zellulite, den Falten und dem Speck – und ja, auch der gelegentlichen Impotenz zum Trotz (ein blödes Wort, kein Mann ist je impotent, wenn er gelernt hat, sich seiner Zunge und seiner Hände zu bedienen – es ist nur eben so, dass die meisten Männer von Kindesbeinen darauf geprägt sind, ihr „bestes Stück“ und sein Stehen oder Schlappsein automatisch gleichzusetzen mit ihrer Potenz als gesamter Mann.)
Es wäre wünschenswert, dass die älteren Ehepaare lernen, dass sich mit den Jahren die Quantität der Erotik genauso ändert wie deren Qualität. Beide Partner sollten lernen, sich an der Nähe des anderen zu freuen und den Körperkontakt zu geniessen.

Auch medizinisch wäre dies von Vorteil, denn man weiss seit den Forschungen von Frau Dr. Marcovic, dass Berührung das Immunsystem stärkt.

Bei den Frühgeborenen nutzt man diese Erkenntnis bereits, indem man die Eltern dieser Winzlinge auf die Intensivstation bittet, um ihre Kinder zu streicheln und zu berühren.
„Kangorooing" nennt man das im englischen Sprachraum und meint nichts anderes damit, als das das unreife Kindchen noch so viel Zeit als möglich im „Beutel" der Mutter verbringt.
Man hat erkannt, dass Infektionen dieser Frühgeburten seltener auftraten, wenn sie viel Berührung erhielten. Offenbar arbeitet ihr Immunsystem besser, als wenn sie Berührung entbehren müssten.
Gleiches gilt auch für grössere Menschen, gleich welchen Alters. Berühren und berührt werden ist elementar für unser Überleben .
Ich möchte an dieser Stelle an das Experiment erinnern, das dazu führte, dass man den Hospitalismus als Todesursache entdeckte: Säuglinge wurden hierbei perfekt gefüttert, gewickelt und versorgt, aber man schmuste nicht mit ihnen und berührte sie nur soviel, wie unbedingt nötig. Das Resultat war, dass die meisten dieser Kinder nicht überlebten.

Übertragen auf die Partnerschaft kann das doch nur bedeuten, dass regelmässiges Streicheln und Liebkosen ein wesentlicher Faktor zur Aufrechterhaltung von Gesundheit im Alter ist.
Es ist bekannt, dass der Thymus als zentrales Organ der zellulären Immunabwehr im gleichen Körperstockwerk zuhause ist wie die Hände.
Die neuesten Forschungen zum Thema Gehirnstoffwechsel und Alzheimer- Erkrankung belegen, dass das Gehirn Liebe benötigt, um gut zu funktionieren und gesund und leistungsfähig zu bleiben.
Dadurch wird für mich auch erklärlich und nachvollziehbar, dass in den Altenheimen so viele Menschen benommen und kopflos wirken – denn dort gibt es ja überhaupt keine privaten Rückzugsräume, in denen man dem eigenen Bedürfnis nach Liebe und Erotik nachkommen könnte.
Alte Menschen gelten noch immer in unserer Gesellschaft als geschlechtslos und erotisch bereits tot – ein fataler Irrtum.

Wenn man die Erkenntnisse der Forschung in Prävention ummünzen würde, könnte dies doch nur bedeuten, dass Liebe das Gehirn länger fit hält, dass ein geliebter Mensch später oder gar nicht an Demenz erkrankt – nicht auszudenken, was dies an Kosten im Gesundheitssystem ersparen könnte!!
Ich mache in der Praxis immer wieder die Erfahrung, dass Berührung, sei es in Form von Massagen, Streicheln oder Shiatsu, einen tief reichenden positiven Effekt auf das Immunsystem hat, und von allen Patienten als sehr angenehm und hilfreich erlebt wird. Die Berührung einer Mutter hat ähnliche Effekte, wenn sie ihr Kind tröstet, sollte es sich verletzt haben.
Dazu passt auch die Studie, nach der verheiratete Männer deutlich älter werden als ledige oder verwitwete Männer.

Warum sieht man diese positiven Effekte mehr bei Männern als bei Frauen?
Ich meine, dass Frauen durch ihre besseren sozialen Netze ohnehin über ihre Kinder, Enkel und Freundinnen mehr an Zuwendung bekommen als gleichaltrige Männer.
Für Männer sind ihre Ehefrauen oft die einzige Quelle für Berührung und zärtliche Zuwendung, zumindest in der westlichen Welt.
Frauen sind durch ihr doppeltes X- Chromosom darüber hinaus die robusteren Menschen- kürzlich wurde nachgewiesen, dass es auf dem X- Chromosom einige Stellen gibt, die für Langlebigkeit und Gesundheit wichtig sind.
Solange ein Mann der westlichen Welt beim Berühren eines anderen Mannes sofort in den Verdacht gerät, schwul zu sein, wird sich an dieser Statistik nicht viel ändern.
Als ich das erste Mal in östlichen Ländern auf Reisen war, war ich nicht wenig erstaunt, zu sehen, wie viele Männer dort sich herzlich umarmten, an den Händen hielten und küssten.
Natürlich schoss auch mir sofort der Gedanke durch den Kopf, dass es sich bei diesen Männern um Homosexuelle handeln müsse, bis ich von den begleitenden Einheimischen darüber aufgeklärt wurde, dass so ein Verhalten in dem Lande sehr gebräuchlich sei und dafür

sorgte, dass weniger Aggressionen entstünden beim engen Zusammenleben in den bevölkerungsreichen Mega- Städten.

Partnerschaften, die schon länger dauern, sollten von Zeit zu Zeit „entrümpelt“ werden – wie ein Dachboden, auf dem sich einiges angesammelt hat, was man nicht mehr benötigt oder brauchen kann. Daher ist es elementar wichtig, immer einmal wieder eine „Bestandsaufnahme“ der Beziehung zu unternehmen und sich gegenseitig mitzuteilen, was einem immer noch gefällt, was man nicht mehr mag oder was einen langweilt, irritiert oder belastet.
Dazu gehört Mut – aber der Lohn ist eine Beziehung, die lebt!
Mit den Jahren ändert sich möglicherweise die Quantität und die Qualität der Erotik und der sexuellen Bedürfnisse. Darüber muss gesprochen werden, sonst gibt es Missverständnisse!
Berührung tut in jedem Lebensalter gut, der Stimmung, dem Immunsystem, der gesamten Gesundheit.
Tip für Frauen: Erinnern Sie sich auch nach Jahren daran, was Sie an Ihrem Mann einst begeistert und angemacht hat – und sagen und zeigen Sie es ihm!
Tip für Männer: Setzen Sie beim Sex Ihren ganzen Körper als „Gesamtkunstwerk“ ein. Die Welt Ihrer Erotik muss nicht zu Ende sein, wenn Ihr Penis einmal seinen Dienst nicht tut – Sie haben immer noch Finger und eine Zunge, dazu alle möglichen Spielzeuge für das Kino im Kopf und in der Realität. Benutzen Sie „Viagra“ oder ähnliche Präparate nur dann, wenn Sie Ihre Frau wirklich lieben.
Nur wenn Körper und Kopf im Einklang sind, ist der Orgasmus eine Wohltat—sonst lieber Solosex!! (Eine Frau spürt, wenn Sie nur mechanisch mit ihr verkehren)
Und hören Sie beide auf, Jagd auf Orgasmen zu machen – kultivieren Sie miteinander stattdessen Zärtlichkeit und echte Nähe.

Das Märchen von der Asservatenkammer

Es war einmal vor langer Zeit, da lebten Menschen in einem kleinen Dorf. Jeder achtete auf seine Nachbarn, allen war bekannt, was

sich in den Nachbarhäusern abspielte. Öffnete einer der Bewohner nicht zeitig seine Fensterläden, so wussten die anderen, dass er länger schlief- ein Faulpelz und Tagdieb.
Man brauchte keine Schlösser an den Türen, kein Dieb hätte sich in das Dorf schleichen können, ohne entdeckt zu werden – die soziale Kontrolle funktionierte bestens.
Wie überall geschah es aber auch dort, dass Männer und Frauen beieinander lebten, die einander nicht mehr liebten, keine Freude mehr am anderen hatten und ihrer überdrüssig geworden waren.
Dem Dorf war es aber wichtig, dass Harmonie herrschte, und so sann der Rat des Dorfes auf Abhilfe.
Man kam überein, dass alle Männer und Frauen, die mit ihrem Partner nicht mehr glücklich waren, diesen oder diese in die örtliche Asservatenkammer senden könnten.
Die Asservatenkammer diente den Übriggebliebenen dazu, sich im Kreise Gleichgesinnter wohl und nicht minderwertig zu fühlen.
Die Asservatenkammer stand allen Dorfbewohnern offen. Das war besonders für die Witwen und Witwer angenehm, aber auch alle sonstigen Alleinlebenden, die diesen Zustand nicht genossen, konnten in die Kammer gehen und sich einen neuen Partner wählen.
Auf diese Art kamen alle Dorfbewohner regelmässig in den Genuss der Lust und spürten keine Einsamkeit. Durch die Freiwilligkeit in der Wahl der neuen Partner stieg der Respekt füreinander und die neuen Partner gingen gleichermassen achtsam, vorsichtig und liebevoll miteinander um. So lebte das Dorf in Frieden, Freude und Eintracht, und wenn sie nicht gestorben sind, so leben sie noch heute.

Von verwöhnenden Müttern und Ersatzgatten

Wenn eine Frau schwanger wird, freut sie sich nicht nur auf das Kind, das jetzt im Bauch heranwächst – jede Frau ist in der Schwangerschaft auch gleich mit sehr vielen Rollenerwartungen konfrontiert, die es für sie zu meistern gilt.
Es ist nicht nur der Spagat zwischen der Berufstätigkeit, die bisher vielleicht den Mittelpunkt des Lebens ausmachte – und der zukünftigen Position als Mutter, der zu Irritationen Anlass gibt, es ist auch der soziale und gesellschaftliche Kontext, der bewältigt und verinnerlicht werden will.
Den meisten Frauen gelingt es dennoch, ihr Kind zu lieben und dabei sie selbst zu bleiben. Es ist eines der vielen Wunder des Lebens, zu erleben, wie aus einem winzigen Baby ein Mensch wird, der selbstständig ist und sein eigenes Leben meistert, ausgerüstet mit allem, was die Eltern ihm oder ihr mitgeben konnten an Liebe und Fürsorge, an Rückhalt und Selbstvertrauen.
Ein Mensch, der von zuhause ein gesundes Urvertrauen und ein stabiles Nest mitbekommen hat, wird die Herausforderungen seines Lebens sicher besser meistern als jemand, dem es an solchen Wurzeln gebricht.

Jeder Frau, die Mutter wird, möchte ich mit auf den Weg geben:
Es ist ein Wunder, was jetzt geschieht, und es ist wundervoll – und brutal anstrengend!
Bei aller Euphorie um das Baby vergiss nicht, dass Du ab sofort nicht NUR Mutter bist- Du bist auch immer noch Frau – und Partnerin – also kümmere Dich auch um Deinen Partner, er ist nämlich auch nicht nur Vater, sondern eben auch noch ein Mann!!

Es kann aber auch schief gehen – und auch das möchte ich erwähnen.

Wenn Frauen schon Kinder bekommen, so soll es wenigstens ein „Stammhalter“ sein. Dies galt in unserer Gesellschaft in früheren Zeiten so ausgeprägt, dass es das Zitat gibt: Na, hat Deine Frau ein Kind bekommen, oder ist es nur ein Mädchen?“
In den Staaten des Nahen Ostens und in Afrika ist dies auch heutzutage noch so und weltweit kann man zwar bedauern, dass Mädchen in vielen Ländern weniger Zugang zu Bildung, Kleidung und Nahrung erhalten als ihre Brüder, aber es ist ein Fakt, dass Frauen und Mädchen als nicht so wertvoll angesehen werden wie Männer und Jungs.

Vielerorts ist es so, dass eine Frau nach der Geburt des ersehnten Stammhalters geachtet und verehrt wird und bleibt, auch wenn sie sich sonst in der Partnerschaft gehen lässt oder unmöglich benimmt. Sie hat quasi das Überleben der Sippe gesichert, den Namen weitergegeben und damit ihre Pflicht getan.
Diese subtile oder manchmal auch ganz offensichtliche Botschaft führt nun dazu, dass Frauen ihren Söhnen ein anderes Mass an Aufmerksamkeit und Liebe zukommen lassen als ihren Töchtern.
Im positiven Falle ist der Sohn der kleine Mann, die Kindversion des geliebten Mannes, sein Ebenbild – aber eben noch klein und damit besonders schutzbedürftig.
Die Liebe der Frau zu ihrem Mann überträgt sich somit automatisch auf ihren Sohn, sie verwöhnt ihn und trägt ihn auf Händen.
Zudem hat sie über ihre Erziehungsaufgaben die Chance, aus diesem kleinen Mann genau die Version Mann zu formen, die sie sich wünscht. (An dieser Stelle sei mir ein kleine zynische Randbemerkung erlaubt: Einerseits beklagen sich viele Frauen über die vielen doofen Machos auf dieser Welt, andererseits sind es ja immer Frauen, die diese Kerle erziehen! Oder spielt am Ende die Erziehung doch nicht so eine grosse Rolle? Oder entwickeln sich die Männer grade dann zu besonders abscheulichen Machos, wenn sie solche Mütter hatten? Oder werden die Knaben so, weil die Väter immer abwesend sind?)

Die Macht der Mütter über ihre Söhne scheint in jedem Fall gross zu sein.
Nicht ganz von ungefähr klagen zahlreiche Frauen über ihre Schwiegermütter, die auch die „schwierigen Mütter" genannt werden.
Sie lassen offenbar ihre Söhne nicht wirklich los, wollen auch noch im Erwachsenenalter Einfluss auf deren Leben nehmen und im Leben der Söhne eine wichtige Rolle spielen.
Welche Minderwertigkeit geht dieser Übertreibung voraus, was läuft das subtil im Hintergrund ab?

Nach meiner Einschätzung ist es ein Geflecht an unbewussten oder kaum reflektierten Motiven, die dabei eine Rolle spielen.
Ich behaupte nicht, dass ich die Problematik vollständig durchdrungen habe, ich möchte nur einmal mitteilen, was mir auffällt:
Wenn eine Frau ihren Wert durch den Sohn erhält, den sie geboren hat, möchte sie an diesem Statussymbol möglichst lange festhalten—denn wenn sie ihn verliert, verliert sie ja auch ihren Wert; daher muss der Sohn ihr erhalten bleiben, damit sie sich über ihn auch weiterhin wertvoll fühlen kann. (und dann ist es auch eine Katastrophe, falls der Sohn den Geburtstag, Namenstag oder Hochzeitstag der Mutter vergessen sollte, und sie nicht immer gebührend verbal umgarnt).
Jede Frau, die im Leben des Sohnes auftaucht, ist dann nicht eine willkommene Tochter, sondern eine potentielle Rivalin um die Liebe und Zuneigung des Sohnes.
Wenn eine Frau ihren Mann – und damit den Vater dieses Sohnes - nicht oder nicht mehr liebt, dann muss der Sohn umso mehr den Vorstellungen der Mutter gerecht werden, denn er soll ja schliesslich ein Gegenmodell zum ungeliebten Gatten werden, quasi ein Super- Mann, der all das sein soll, was der Ehemann nicht ist, nie war und auch niemals werden wird.
Solche Söhne werden umso mehr verwöhnt, je mehr sie den Vorstellungen der Mutter entsprechen- und oftmals agieren solche Söh-

ne dann wie hypnotisch gelenkt so, dass es Mama gefällt, zuweilen aber nicht einmal den Söhnen selbst.
Als Aussenstehender fragt man sich dann oft, was da abläuft—es scheint dieses Gespinst aus Erwartung, unausgesprochener Rollenzuschreibung und Anmassung der „Ersatzgattenrolle“ zu sein, was solche Spielchen begünstigt.
Der eigentliche Ehemann ist in diesem Spiel der Zaungast, er findet sich in der Rolle dessen wieder, der mit dem Sohn um die Liebe der Frau rivalisieren muss—dabei aber komplett auf verlorenem Posten kämpft. Die Liebe seiner Frau hat er nicht mehr, er sieht nur, dass seine Frau den Sohn ihm vorzieht. Mit ihm schmust sie, nicht aber mit dem Mann.
Das tut ihm weh, er kann aber nichts dagegen tun, zu perfide ist dieses Manöver.
Der Sohn profitiert indes nur vordergründig von der Position als Mamas Liebling, denn er bleibt an sie gebunden und kann nicht wirklich reifen.
Er wird zudem in viele von Mamas kleinen Geheimnissen eingeweiht, oder soll als Verbündeter gegen den Vater agieren. Er bekommt es mit, dass die Mutter den Vater ablehnt, verachtet oder schlecht behandelt. Auch wenn er sich zunächst etwas darauf einbildet, der „Geliebte“ zu sein, kommt er doch früher oder später zu der Erkenntnis, dass er sich mit diesem Vater nicht identifizieren darf—denn sonst trifft ihn die mütterliche Ablehnung gleichermassen.
Es wird ihm also seine natürliche männliche Identifikationsperson genommen. Ich habe häufig erlebt, dass solche „weiblich identifizierten Männer“ ihre eigenen Väter völlig abgelehnt haben, oder ein überaus distanziertes Verhältnis zu ihnen hatten.
Dies hat mich als Aussenstehende umso merkwürdiger berührt, als klar erkennbar war, dass die Väter und die Söhne in solchen Konstellationen „eigentlich“ sehr viel gemeinsam hatten—nur leben durfte das nie!
Die Mütter umgekehrt agierten so, als seien sie „eigentlich“ mehr mit ihren Söhnen als mit ihren Männern verbunden.

Ich will gar nicht urteilen, ich weiss aus eigener leidvoller Erfahrung, wie schwierig es ist, Kinder aus der Auseinandersetzung zwischen den Eltern herauszuhalten und wie leicht man der Versuchung erliegen kann, den eigenen Sohn als „Schmusetier“ in einsamen Lebensphasen zu missbrauchen.
Gleichwohl sollte sich jede Mutter klarmachen, dass ein Sohn seinen Vater dringend braucht, um selbst innerlich zum Mann heranwachsen zu können. Fehlt also der Vater aufgrund von Kriegsereignissen, Tod oder Trennung, so sollte der Knabe eine andere männliche Leitfigur erhalten. Dies kann der Trainer im Sportverein sein, ein netter Nachbar oder der Bauer, der so gekonnt und liebevoll mit seinen Tieren umgeht.
Solange der leibliche Vater lebt, sollte ein Junge auch Kontakt mit ihm haben, ganz egal, wie fehlerhaft und unzulänglich dieser Mann als Ehemann war – als Vater kann er ganz andere Qualitäten haben, die eine Frau möglicherweise gar nicht sieht oder kennt.
Es ist einfach so, dass Kinder naturgemäss beide Elternteile gleichermassen lieben – und bewundern wollen – und das Dümmste, was man als Elternteil tun kann, ist, den anderen Elternteil vor den Kindern verbal niederzumachen oder zu schmähen.
Denn damit beschädigt man die heranwachsende Seele des Kindes und erschwert dem Kind die Orientierung im Leben.
Ich weiss, das ist eine verdammt harte Forderung und es ist schwer, sich danach zu richten, zumal, wenn man gerade in äusserst unerfreulichen Scheidungsauseinandersetzungen mit dem Vater oder der Mutter seines Kindes steckt.
Dann den Mund zu halten und nicht über diesen „Idioten“ oder diese „dumme Kuh“ herzuziehen, erfordert einiges an Selbstdisziplin.

Wer sich auf das Abenteuer Elternschaft einlässt, sollte wissen, dass Kinder einfach beide Elternteile zu ihrer Reifung benötigen. Es geht Kinder auch überhaupt nichts an, was sich zwischen den Eltern abspielt, man hat sie aus diesen Interna herauszuhalten.
Umgekehrt dürfen sich Kinder aber auch nicht anmassen, einem Elternteil überlegen zu sein.

Kluge Eltern vermeiden daher auch schon im Ansatz alles, was den anderen Elternteil demontieren könnte und Heranwachsende auf die Idee brächte, sich stattdessen an die jeweilige Stelle zu setzen.

Noch brutaler ist es, wenn die Frau ihren Sohn deswegen nicht mag, manchmal sogar ablehnt, weil er dem Vater zu sehr ähnelt, sei es äusserlich, oder auch vom Wesen her.
Dann kann es geschehen, dass sich der angestaute Groll dieser Frau auf ihren Mann am Sohn entlädt – der Sohn wird dann zum Sündenbock für alles, was eigentlich dem Ehemann gilt.
Der Sohn kann sich aber nicht zur Wehr setzen, weil er ja- zumindest in den ersten Lebensjahren- von dieser Mutter materiell, finanziell und emotional abhängig ist.
Später wird sich ein solcher Sohn natürlich von seiner Mutter distanzieren, weil sie ihm kein gemütliches emotionales Zuhause ist- aber unterschwellig wird er ambivalent mit ihr verbunden bleiben, auch wenn er auswandert, sich nicht mehr bei ihr meldet oder sonstige Vermeidungsstrategien benutzt.
Männer, die ihre Mütter ablehnen oder ihnen gegenüber ambivalent sind, sind öfter auch ambivalent ihren späteren Frauen gegenüber- zumal dann, wenn diese Frauen ähnliche Verhaltensweisen zeigen wie die (nicht bedingungslos liebende) Mutter.
So wiederholt sich der Kreislauf aus Ablehnung, Wut, Gegenwehr und Verletzung von Generation zu Generation.
Besonders schlimm daran ist, dass der Mechanismus den dabei Beteiligten nicht bewusst ist – denn sonst würden sie die Negativspirale ja beenden wollen, bei der keiner so richtig glücklich wird.

Die Mutter ist in aller Regel das erste Liebesobjekt für jeden Mann. Die Mutter prägt das Frauenbild ihres Sohnes entscheidend, auch wenn dies beiden nicht bewusst ist.

Da der Sohn jedoch zu einem Mann heranwachsen soll- und sich dafür sinnvollerweise mit seinem Vater auseinandersetzen soll – und darüber hinaus eine männliche Identifikationsfigur benötigt, sollten Mütter ihre Söhne innerlich loslassen lernen.

Tip für Frauen: Wenn Sie Söhne geboren haben, lassen Sie auch ihren Partner einen Teil der Kindeserziehung übernehmen.
Nach einer Scheidung ermöglichen Sie bitte den Kontakt des Vaters zu seinem Sohn – Ihr Ex mag ein lausiger Ehemann gewesen sein in Ihren Augen, er ist und bleibt aber der Vater Ihres Sohnes – und Ihr Sohn hat ein Recht darauf, ihn zu sehen – und zu lieben!!

Tip für Männer: Kommen Sie in Kontakt zu Ihrem Vater – er ist eines der Rollenmodelle für Ihr Mann- Sein, ob Ihnen das klar ist oder nicht. Entdecken Sie, was gut und liebenswert an Ihrem Vater ist- und vergessen Sie dabei, was Ihre Mutter Ihnen vielleicht über ihn gesagt hat.
Wenn Sie selbst Vater eines Sohnes sind, suchen Sie den Kontakt zu Ihrem Kind – es könnte sein, dass Ihr Sohn Ihnen vieles über Sie spiegelt und Sie eine Menge voneinander lernen könnten. Zudem denken Sie daran: Neben der Arbeit könnte es auch Spass machen, einen kleinen „Kumpel“ zu haben – denn er wird grösser – und er liebt Sie bedingungslos!

Libidoverschiebung aufs Kind

Kinder gedeihen am besten in einem Klima der Liebe – predigen uns die Erziehungswissenschaftler.
Und so machen sich die modernen Paare daran, ihren Nachwuchs sorgfältig zu planen, zu fördern und zu verwöhnen, mit allem, was der Geldbeutel und das Herz hergibt.

Warum nur gibt es zugleich so viele aufmerksamkeitsgestörte, dissoziale und tyrannische Kinder, ganz zu schweigen vom Heer der übergewichtigen, haltungsgestörten oder Kindern mit Zahnfehlstellungen als Ausdruck mangelnden „Bisses"?
Kann es sein, dass wir Liebe mit Überfütterung – materiell und ideell – verwechseln?
Kann es sein, dass dabei etwas Anderes „verhungert" oder jedenfalls deutlich zu kurz kommt?

Der Blick auf Familien im Urlaub hat mich auf einige Gedanken gebracht, die ich mit Ihnen teilen möchte.
Zunächst ist mir aufgefallen, dass sich die meisten Hotels netterweise inzwischen auf die Bedürfnisse der Kinder einstellen – bis hin zur Ganztagskinderanimation – nur ist mir im gleichen Masse aufgefallen, dass die Gesamtatmosphäre – nicht nur der Hotels, sondern auch in den Medien – mehr und mehr „infantilisiert", also kindlicher oder auch kindischer, seichter und dumpfer wird.
Es ist kaum noch Musik für Erwachsene im Radio zu hören, alles scheint auf den Konsumgeschmack der Kinder und Jugendlichen zugeschnitten.

Zugleich fiel mir auf, dass auch die Eltern kaum als Paare spür- und erlebbar waren, sondern eher in der Rolle der Entertainer ihrer Kinder.

Dabei hätte ich erwartet, dass zumindest im Urlaub – ohne den Stress des Berufes, des Alltags, der Einkaufsmühen oder der Konferenzen – Zeit sein könne für Zweisamkeit und Intimität.
Zudem müsste es im überschaubaren Rahmen eines Ferienhotels doch auch einmal möglich sein, die lieben Kleinen sich selbst zu überlassen.
Doch weit gefehlt: Die einzigen, die ich zärtlich miteinander sah, waren junge Pärchen ohne Kinder, oder ältere Paare, deren Kinder schon gross sind, oder die nie welche gemeinsam hatten.
Im Mittelpunkt aller Zuwendung standen stets die Kinder – als seien sie diejenigen, die Erholung und Mussestunden am nötigsten hätten.

Besonders eindrücklich waren die Szenen beim Essen, wenn dem Kind von beiden Eltern zu jedem Bissen applaudiert wurde oder wo ein Knirps lautstark so lange quengeln oder brüllen darf, bis er den Rest der Mahlzeit auf Mamas Schoss einnehmen kann.
Oder auch, dass Mama sich zum Junior auf die Sonnenliege legt, um dem kleinen Tyrann den Bauch zu kraulen, während Papa untätig und verlassen daneben steht.
Damit man mich nicht missversteht: Ich finde kleine Kinderbäuche ausserordentlich kraulenswert und niedlich und finde auch, dass Kinder ein Anrecht auf solche Zärtlichkeit haben- aber nicht pausenlos, stets und immer.
Auch das „innere Kind“ in jedem Erwachsenen braucht diese Zuwendung – und wann könnte ein besserer Zeitpunkt dafür sein als in den Ferien?
Keine Pflichten, kein Termindruck, kein überstrukturierter Tagesablauf – Gelegenheit zur Liebe satt!
Stattdessen beobachte ich, dass Kommunikation zwischen Paaren oft nur über das Kind stattfindet.
Kann es sein, dass die Eltern verlernt haben, ihren Kindern Grenzen zu setzen, was in der Tat Disziplin und Selbstdisziplin erfordert – vor allem dann, wenn der Nachwuchs zu Protestgeheule ansetzt.
Das muss man aushalten können – aber es würde die Frustrationstoleranz der Kinder fürs spätere Leben wunderbar fördern.

Ich kann mich erinnern, dass meine Eltern uns ganz klare Zeiten vorgaben.
Um 20 Uhr war Schlafenszeit, ohne wenn und aber.
Auch im Urlaub durften wir nur in Ausnahmefällen aufbleiben und an der Pfirsichbowle nippen.(natürlich mit zunehmendem Alter je länger, je mehr...)
Tagsüber stand uns zwar der See, der Strand oder das Meer zur Verfügung, nur etwas daraus machen mussten wir selber – oder uns Spielkameraden suchen – was Kindern leicht und regelmässig gelingt, wenn sie es üben – müssen.

Und die Eltern als Paar?.....
....hätten dann Zeit füreinander!!
Es muss ja nicht gleich der Quickie am späten Vormittag sein, wenn die Brut am Strand beschäftigt ist, aber ein bisschen kuscheln und erotischer Aperitif, der Lust auf mehr machen kann, könnte es schon sein – mit Blicken, zarten Berührungen, einem „Fusseln“ beim Mittagessen etc – die Möglichkeiten sind vielfältig.

Stattdessen muss ich feststellen, dass viele Paare mit der Zeit ihres Zusammenseins immer mehr Ermüdungserscheinungen zeigen, wenn es darum geht, einander ihre Liebe zu zeigen – allzu oft wird diese als selbstverständlich vorausgesetzt – gerade dann, wenn Kinder als Kitt und Verlängerung und Erweiterung des „Ich“ vorhanden sind.

Einander immer wieder neu zu entdecken, zu bezaubern und zu erobern, scheint mühsam zu sein!
Wenn sich ein Paar nicht mehr umeinander bemüht, sich gegenseitig nicht wertschätzt und wahrnimmt, schleicht sich schnell Routine, Langeweile und Frustration ins Beziehungsleben ein.
Ich bin nicht so naiv, um hier den ewigen „honeymoon“ predigen zu wollen, aber wenn ich mir klar vor Augen führe, dass mein Partner <u>freiwillig</u> bei mir ist, wird jeder Tag mit ihm zum Geschenk.

Dann habe ich die Wahl, mich jeden Morgen darüber zu freuen – oder mich vom Alltag anfressen zu lassen.
Auch und gerade in Beziehungen gilt der Satz: So wie man in den Wald hineinruft, so schallt es heraus.
Und wenn ich immer nur an meinem Partner herummäkele, wird es weniger wahrscheinlich, dass er mir charmant und liebenswürdig entgegentritt.
Umgekehrt: Wenn ich ihn /sie wie einen König/Prinzessin behandle, so adelt dies auch mich und die Chance steigt, dass ich ebenso respektvoll behandelt werde.

Ich gebe zu, es erfordert Wachheit, Bewusstheit und Aufmerksamkeit, so zu sein, aber es lohnt sich.

Mir kommt es so vor, dass viele der „modernen" Kinder die falsche Liebe bekommen, und diese Libido noch aus den falschen Motiven heraus.
Wer aus Frust oder Enttäuschung seine Zärtlichkeit aufs Kind wirft, um den Partner abzustrafen oder ihn „am ausgestreckten Arm verhungern" zu lassen, straft sich selbst und alle Beteiligten:
Sich selbst, weil der Frust bleibt und sogar grösser wird, anstatt sich abzubauen.
Das Kind, weil es falsche Liebe bekommt und dazu noch die sublime Botschaft, besser und liebenswerter als Papi (Mami) zu sein.
Den Partner, weil er (oder sie) vernachlässigt wird und sich so unter Umständen in seine Schmollecke zurückzieht.
Alternativ wird er oder sie nach Kompensationen Ausschau halten, die wahlweise mehr Arbeit, Sport, Hobbies, Computer, Weggehen mit Kumpels, Internetromanzen oder Fremdgehen bedeuten kann.
In jedem Fall kann die wahre Libido nicht gelebt werden, weil beide Partner- aus Angst vor Verletzung – eine Rüstung tragen und sich voreinander verschanzen.
Womit wir noch einmal beim einleitenden Satz wären: Kinder gedeihen am besten in einem Klima der Liebe – also grade dann, wenn ihre Eltern einander lieben und das auch zeigen!

Kinder sind kleine Äffchen und imitieren uns „Grosse".
Das heisst, wenn sie einen liebevollen, zärtlichen und respektvollen Umgang miteinander vorgelebt bekommen, haben wir als Eltern eine faire Chance, liebevolle, zärtliche und respektvolle Kinder zu ernten.
Oder wie es schon in der Bibel heisst: An ihren Früchten sollt ihr sie erkennen.

Wer also ein ADS- Kind hat, sollte sich fragen, wo seine Aufmerksamkeit ist und womit er oder sie sich ständig zerstreut.
Wer ein hyperaktives Kind hat, sollte seine eigene innere Unruhe und den Überstress in sich umpolen und mehr Ruhe ins eigene Leben bringen, anstelle das Kind als Symptomträger zur Therapie zu schleifen.
Und wessen Kinder schlampig, rüpelhaft, unerzogen oder frech sind, kann diese Verhaltensmuster problemlos als Spiegel seiner selbst verstehen lernen.

Wenn Sie feststellen, dass Sie Ihre Kinder bei weitem mehr lieben als Ihren Partner, dann ist es dringend Zeit für eine innere Bestandsaufnahme. In vielen Partnerschaften dienen die Kinder dazu, dass die Mutter eine gute Ausrede hat, um sich erotisch-sexuell den Gatten vom Halse zu halten – die Bedürfnisse und Wünsche der Kinder werden oft als überwertig gehandelt.
Abgesehen davon, dass eine solche „Affenliebe" kleine Tyrannen hervorbringt, lernen Kinder dabei auch, dass ein Partner ja nicht so wichtig ist, sondern der Zweck einer Ehe die Kinder sind. Kein Wunder, wenn dabei die Scheidungszahlen davon galoppieren. Wenn Kinder in einer Ehe nur erleben, dass die Grossen bestenfalls gleichgültig miteinander umgehen, schlimmer noch oft streiten oder einander beschimpfen, lernen sie das und meinen, so sei es gut und normal.

Conny

Conny war ein typisches Kind der 60er Jahre. Als ihre beste Freundin Regine eine Party gab, sagte sie begeistert zu – denn Party bedeutete damals tanzen – meist zu langsamer Musik Stehblues, was auch für mässige Tänzer nicht zu anspruchsvoll war, mit begleitendem oder anschliessendem Knutschen und Fummeln in der nur spärlich mit Kerzen beleuchteten Garage.
Dort traf sie Andreas, der schon 15 war – zwei Jahre älter als Conny – der ältere Bruder eines Schulkameraden.
Schon seine Art zu tanzen war anders- er legte seine Hände nicht um ihre Taille, sondern eine seiner Hände wanderte beim Tanzen in Richtung auf Connys runden, sportlich trainierten Popo, wobei er die Haut unter ihrem T-Shirt mal sanfter, mal kräftiger streichelte und dafür sorgte, dass sich Connys Rückenhärchen aufstellten. Zugleich drückte er sie dabei gegen sich und es hätte keine Briefmarke mehr zwischen die beiden gepasst beim Tanz.
Auf den Matten am Boden der Garage tranken sie anschliessend etwas Alkoholisches mit Früchten, und er legte den Arm um Conny und zog sie zu sich her.
Dann küsste er sie, erst ganz zart auf die Wange, dann auf den Mund und plötzlich war da seine Zunge in ihrem Mund, auf der Suche nach ihrer Zunge.
Zuerst war das Conny eklig und fremd, so etwas hatte sie noch nie erlebt, aber nach einer Weile fand sie Gefallen an diesem „Fang-mich- Spiel“ und variierte es. Sie ging mit ihrer Zunge in seinem Mund spazieren, strich an seinen Zähnen entlang, erkundete die feine Schleimhaut zwischen Zähnen und Lippen, kitzelte seinen Gaumen, machte ihre Zungenspitze ganz spitz, ganz so, als sei sie ein Degen, mit dem sie gegen seine antrat, dann wieder stiess sie hart gegen seinen Rachen, ganz tief, nur, um dann wieder weich und anschmiegsam und äusserst passiv zu werden.
Je länger sie ihn küsste, umso wohler wurde ihr, ein neuartiges Wärmegefühl kochte in ihr, schien von tief aus ihrem Schoss zu kommen und stieg von dort Richtung Herz, benebelte ihr den Kopf und liess ihre Knie weich werden.

An diesem Abend wurde sie wie eine Lorenz`sche Graugans geprägt für ihr Leben – auf Männer, die gut küssen konnten, und dies auch gerne und ausgiebig taten.
Zunächst jedoch brach ihr Andreas das Herz und stürzte sie in mächtige Verwirrung – denn nach diesem Herz-Klopf- Abend meldete er sich nie wieder bei Conny und sie fühlte sich wie ein ausgequetschte und dann weggeworfene Zitrone.

Von Schwiegermüttern und Grosseltern

Ein weiterer Puzzlestein im oft neurotischen Verhältnis zwischen Müttern und Söhnen ist die Seele des Kindes, die nach Aufmerksamkeit und Liebe dürstet:
Diese Seele bleibt durstig, auch wenn der Sohn längst erwachsen ist: Immer noch versucht der Mann dann Dinge zu erreichen, damit seine Mami ihn liebt und lobt.
Bleibt dieses Lob und die Liebe aus, macht sich Frustration in der Seele breit- und oft kann der Mann die Quelle seiner schlechten Laune gar nicht richtig benennen.
Erst recht ratlos ist dann die Ehefrau, die nicht kapieren kann, warum ihr Mann trotz guten Berufes und äusserer Erfolge so misslaunig ist und gereizt reagiert.
(Von Reinhold Messner, dem berühmten Bergsteiger, ist bekannt, dass er einige seiner spektakulären Touren nur deshalb unternahm, um seiner Mutter zu imponieren).

Wenn die immer noch kindliche Seele jedoch nach wie vor um die Liebe der Mutter ringt—ein hoffnungsloses Unterfangen, im übrigen, denn wenn die Mutter nicht schon früher ihrem Kind zugewandt war, wird sie es je länger, desto weniger – dann ist der jeweilige Mann gefangen in einer „alten, unerledigten Aufgabe“ und hat keine oder fast keine Seelen –Energie mehr übrig, um sich innerlich vollständig seiner Frau zuzuwenden.

Diese spürt jedoch den Mangel an innerer Bindung – und schon ist die nächste Katastrophe vorprogrammiert: Die Ehefrau wird nun ihrerseits eifersüchtig auf die Schwiegermutter, der Ehemann findet sich zwischen diesen Fronten wieder. Weil er aber, anders als die beteiligten Frauen, kein Experte im Kampf mit den Worten ist, zieht er sich zurück, klärt die Situation nicht, sondern überlässt sie den „Kampfhennen“, die sich vollkommen subtil, aber enorm Kräfte raubend weiter bekriegen.

Wenn das junge Ehepaar nun auch noch in der unmittelbaren Nähe der Mutter des Mannes (in manchen Fällen auch in der Nähe des Vaters der Frau) lebt, kann es geschehen, dass die ältere Generation sich ständig subtil in das Leben der jungen Generation einmischt.
In den meisten Fällen ist es nicht Böswilligkeit, im Gegenteil, ich höre häufig einleuchtende Argumente für ein solches Arrangement – aber leider ist es eben häufig auch so, dass die unguten Verhaltensweisen der Alten von den Jungen übernommen und nachgelebt werden.
Das ist es, was Bert Hellinger dann „Verstrickungen der Liebe" nennt.
Kommen dann noch Kinder, haben die Grosseltern eine weitere Möglichkeit der Prägung.

Es wäre also wünschenswert, dass ein Paar sein Verhältnis zu den eigenen Eltern geklärt und bereinigt hat, bevor sie selbst Kinder bekommen.
Bekanntermassen gibt es nämlich oft eine besondere Liebe von Enkeln zum einen oder anderen Grosselternteil.
Ist dieser Mensch nun zugleich die Zielscheibe von negativen Projektionen seines Kindes oder des Schwiegerkindes, wird die Situation schnell ungut und grotesk.
Zuweilen hat dies so absurde Auswüchse zur Folge, dass Enkelkinder ihre Grosseltern nur zu Weihnachten besuchen kommen oder gar nicht.
Damit hat die eifersüchtige Ehefrau zwar genügend Distanz zwischen sich und die Schwiegermutter gelegt, aber zugleich ihren Kindern einen wichtigen seelischen Baustein entzogen, der diese hätte erden und verwurzeln können: Die Grosseltern!

Noch eine Lanze möchte ich für die Grosseltern brechen. Es soll vorkommen- und zumindest in meiner Familie habe ich dies mit grosser Freude beobachten können – dass ehemals abwesende Väter nach ihrer Pensionierung gerne für ihre Enkel da sind, hingebungsvoll mit ihnen spielen und basteln und diese sogar im Kinderwagen

durch den Ort spazieren fahren. Es kann auch vorkommen, dass eine ehemals strenge Mutter plötzlich an den Enkelkindern eine Weichheit und Grosszügigkeit an den Tag legt, die ihr die eigenen Kinder nie und nimmer zugetraut hätten.
Spätestens in dem Moment, in dem die Kinder selbst zu Eltern werden, sollten sie ihren eigenen Eltern noch einmal eine Chance geben.
Wenn wir selbst Grosseltern werden, sollten wir bemüht sein, zur Hilfe bereit zu sein, aber sie unseren Kindern und Enkeln nicht wie eine Zwangsjacke überzustülpen.
Nichts ist lästiger als eine Grossmutter, die beleidigt ist, wenn man sie nicht besuchen kommt – auch im Verhältnis zwischen Enkeln und Grosseltern gilt der Satz: Die Liebe ist ein Kind der Freiheit!
Es macht einen Unterschied, ob wir Kinder erziehen müssen, oder ob wir sie nur als Enkelkinder geniessen—und sie abends wieder bei ihren Eltern abgeben dürfen.
Und im übrigen lernen Eltern ja auch dazu und sind durchaus zu Selbsterkenntnis in der Lage- d.h. dass sie erkennen können, wenn sie bestimmte Dinge in der Erziehung der eigenen Kinder falsch oder suboptimal gemacht haben.
Dann macht es sie glücklich, wenn sie später bei den Enkeln diese vermeintlichen Fehler wieder gut machen dürfen, ihr schlechtes Gewissen beruhigen dürfen und so besser mit sich ins Reine kommen. Diese Chance sollten ihnen die eigenen Kinder nicht verwehren.

Grosseltern sind ein wichtiger seelischer Nährboden für Kinder. Oft können Grosseltern den Kindern eine Nähe und Geborgensein vermitteln, das die Eltern aus verschiedenen Gründen nicht können.
Tip für Frauen: Ihre eigene Mutter und auch Ihre Schwiegermutter können durchaus liebenswerte Menschen für Ihre Kinder sein. Kinder sehen und erleben uns Erwachsene anders – also springen Sie über Ihren Schatten und ermöglichen den Grosseltern viel Zeit mit den Enkeln!

Tip für Männer: Sofern Ihre Grosseltern noch leben, besuchen Sie sie und spüren dem nach, was sie von dort mitgenommen haben als Prägung und „Perlen“ in der eigenen Seele.
Geben Sie sich auch die Chance, Ihre eigenen Eltern in der Grosselternrolle zu erleben- es könnte sein, dass Sie staunen, welche neuen Verhaltensweisen Sie an Ihren Eltern entdecken.

Töchter und Väter – die erste grosse Liebe

Damit bei meinen geneigten Lesern nicht der falsche Eindruck entsteht, ich wolle mit aller Macht auf die Mütter eindreschen und ihre Fehler anprangern, möchte ich an dieser Stelle die umgekehrte Konstellation beleuchten, die mindestens genauso weit reichende Folgen hat wie das Verhältnis Mutter- Sohn.
Es ist die Beziehung zwischen einer Tochter und ihrem Vater.
Spätestens seit Sigmund Freud wissen wir alle, dass jedes Mädchen ungefähr im Alter von vier bis fünf Jahren ihren Vater heiraten möchte (und sich selbst damit an die Stelle der Mutter setzen möchte: „Mama, Du bist doof, der Papi hat mich viel lieber als Dich!“).
Freud nannte das die ödipale Phase der Kindesentwicklung.
In dieser Zeit üben die Mädchen schon einmal, wie man einen Mann becirct, umgarnt und mit ihm flirtet.
Dem Vater schmeichelt die Zuwendung seiner Tochter—zumindest, wenn er halbwegs normal ist – aber zugleich hat er eine Gratwanderung vor sich, wenn er sich, seine Tochter und seine Frau dazu unbeschadet über diese Zeit bringen will.
Denn er muss einerseits der Tochter klarmachen, dass seine Frau seine Frau ist, dass er diese liebt und daher die Tochter nicht wird heiraten können; andererseits sollte er der Tochter vermitteln, dass sie ein wundervoller Mensch ist, liebenswert, reizvoll und attraktiv und dass sie sicherlich jemanden finden wird in ihrem Leben, der sie herzlich lieben wird.

Der Vater ist für jede Tochter die erste grosse Liebe—und auch wenn klar ist, dass diese Liebe in erotischer Hinsicht nicht erhört werden wird (und auch nicht erhört werden sollte—denn jeder Inzest ist Seelenmord!!), prägt doch die innere Haltung des Vaters ganz nachhaltig das Selbstwertgefühl seiner Tochter.
Man sollte nicht meinen, wie offen die Ohren von Fünfjährigen sind, aber ich erinnere mich sehr gut noch an so manches böse

Wort, was ich in dieser Lebensphase zu hören bekam – mit fünf kann man schon erinnern!
Jede Kritik des Vaters brennt sich unauslöschlich ins Seelengedächtnis der Tochter und sorgt dafür, dass sie sich selbst ablehnt.
Tenor dabei ist: „Wenn selbst mein Vater mich nicht mag, wie soll mich da je ein Mann mögen – und wenn ich meinem Vater nicht gut genug bin, dann mag ich mich selber erst recht nicht—denn Daddy ist das Mass aller Dinge, er ist gross und stark und mächtig, er weiss, was Sache ist, und wenn er mich ablehnt, dann bin ich nichts wert.....“
Väter haben also die Macht, über ihre Worte und Taten ihre Töchter tief greifend zu prägen.
Wenn ein Vater seine Tochter bewundernd und liebevoll ansieht, sie lobt und ermutigt, bleibt auch dieser Eindruck als Prägemarke in der Seele und hilft der Tochter, sich selbst zu mögen und wertzuschätzen.
Wenn Väter sich Zeit nehmen für ihre Töchter und sich wirklich für deren Interessen und Meinungen interessieren und daran aktiv teilhaben, fühlen die Töchter sich „gesehen“ und entwickeln ein stabiles Gefühl für ihren eigenen Wert.

Wenn Väter die Familie verlassen, weil die Ehe gescheitert ist, erleben die Töchter dies häufig so, als hätten sie versagt. Sie meinen, es läge an ihnen, dass der Vater geht, sie hätten etwas falsch gemacht, seien nicht brav genug, nicht fleissig oder nicht schön genug gewesen.
Sie geben sich die Schuld an der Scheidung der Eltern und tragen oft lebenslang ein Schuldgefühl mit sich herum. Dazu tragen sie oft schwer an dem Gefühl von Verlassenheit, das sie der Mutter auch nicht vermitteln können.
Diese hat sich ja vom ungeliebten Ehemann getrennt und ist froh, ihn nicht mehr sehen zu müssen, während die kleine Tochter sich schrecklich nach ihrem Vater sehnt.
Diese Sehnsucht muss sie jedoch in sich verschliessen – und häufig genug inszeniert sie in ihrem Erwachsenenleben dieses Spiel von

Liebe und Verlassenwerden erneut mit ihren Partnern—und jedes Mal wird die Wunde in ihrer Seele ein kleines Stück grösser.

Daher sollten auch die Frauen bei einer Scheidung darauf achten, dass ihre Töchter den Kontakt zum Vater aufrecht erhalten. Zudem sollte auch vermittelt werden, dass die Scheidung etwas ist, was sich zwischen den Eltern abspielt – die Liebe zwischen Eltern und Kindern bleibt davon aber unangetastet.
In Tat und Wahrheit ist es aber oft so, dass die Mütter ihren Seelenschmerz mit ihren Töchtern teilen, d.h. sie reden mit den Töchtern über den Vater—leider nicht in positiver Art und Weise. In diese Kommunikation fliesst wie ein leises Gift die Enttäuschung mit ein, der Groll auf den Mann, die Angst, wie es wohl weiter geht, die erotische Frustration, das eigene Minderwertigkeitsgefühl.
All das spürt die Tochter und bringt es in Verbindung mit dem Vater.
In ihrem Kopf entsteht das Bild, dass Männer über den Selbstwert einer Frau entscheiden und dass Frauen nur dann glücklich und zufrieden sein können, wenn ein Mann ihnen dies spiegelt.
Mädchen haben es zwar nach Scheidungen etwas leichter, weil ihnen in aller Regel ihre Identifikationsperson erhalten bleibt, aber ihr Männerbild erleidet einen Schaden.
Ihre erste grosse Liebe ist ein Schuft, ein Weiberheld, ein Workaholic, ein Nichtsnutz, ein Versager, ein brutaler Schläger—und was der Gründe mehr sind für eine Trennung der Eltern.

Dummerweise bleiben diese Programmierungen in der kindlichen Seele erhalten.
Oft kann ich beobachten, dass solche Frauen in ihrem späteren Erwachsenenleben genau solche Konstellationen immer wieder herbeiführen, quasi als sich selbst erfüllende Prophezeiung.
War die Mutter unglücklich in ihrer Beziehung, so wird es oftmals auch die Tochter.

Nicht, dass dies den Schmerz der Mutter wieder gut machen könnte, aber so reagieren Seelen offenbar und oft transportiert sich so Schmerz und Leid über viele Generationen.
Erst Erkenntnis und Seelenarbeit kann dann schliesslich diese Verstrickungen auflösen und den Weg frei machen für Freude und Liebes-Glück.

Schlimm wird es für Mädchen aber auch, wenn die Eltern zusammen leben, miteinander aber unglücklich sind. So wird die Tochter dann erleben, wie die Mutter über den Vater herzieht, ihn beschimpft oder verachtet.
Dazu braucht es keine Worte- Kinder verstehen wortlos, oft besser und unmittelbarer als wir Erwachsenen.
Sie wird dann darauf geprägt, dass das Zusammenleben mit einem Mann im besten Fall eine Kampfveranstaltung sein kann, aber sicher nichts Angenehmes, Lustvolles oder Beglückendes.
Vielleicht lernt das Mädchen auch, dass es normal ist, mit seinem Ehemann zu streiten und ihn nicht zu mögen und zu respektieren – auch das wird ihr Verhältnis zu Männern (und zu sich selbst) nachhaltig prägen.

Der Vater ist das erste gegengeschlechtliche Liebesobjekt jedes kleinen Mädchens. Väter prägen also entscheidend das Männerbild ihrer Töchter.
Die Art, wie die Eltern miteinander umgehen, wird für die Tochter das Beziehungsskript für ihre eigenen Liebesbeziehungen.

Tip für Frauen: Prüfen Sie, wie Ihr Vater Sie geprägt hat. Falls positiv, danken Sie ihm dafür! Falls er Fehler gemacht hat, vergeben Sie ihm- er hat es nicht besser vermocht!
Wenn Ihre Liebesbeziehungen ähnlich verlaufen wie die Ehe Ihrer Eltern, versuchen Sie das „Verstrickungsmuster“ zu erkennen und lösen es auf!

Tip für Männer: Wenn Ihre Frau oder Freundin mit Ihnen streitet und Sie nicht verstehen, warum, könnte es sein, dass Sie eine Aggression abbekommen, die eigentlich dem Vater Ihrer Partnerin gilt. Versuchen Sie im Gespräch zu ergründen, welche alten Verletzungen da sind und was Sie tun können, um diese in der Seele Ihrer Partnerin heilen zu helfen.

Rita

Ich bin immer schon auf Männer abgefahren, die gut küssen konnten. Dann war es mir auch egal, ob er verheiratet war, ob er wesentlich älter oder jünger war, Hauptsache, er konnte küssen!
Und wie unbarmherzig konnte ich nette Kerle abblitzen lassen, nur weil es ihnen an der richtigen Zungentechnik und dem dazugehörigen Draufgängertum gebrach.
Ich nahm den Song „if you want to know if he loves you so, .it`s in his kiss" sehr wörtlich. Erst viel später erkannte ich, dass sich zwar meist das Ausmass des Begehrens am Küssen ablesen lässt, nicht jedoch andere erwünschte Eigenschaften wie Treue, Feingefühl oder soziale Kompetenz.
Überhaupt die verheirateten Männer: Immer wieder bin ich auf das gleiche Märchen hereingefallen „meine Frau versteht mich nicht!" und schon habe ich ihnen mitleidig mein Herz und meinen Schoss geöffnet; und war am Ende doch die Verlassene.
Offenbar ist das die Rache, wenn frau sich einbildet, ganz besonders schlau, verständnisvoll oder mitfühlend sein zu können – solchen Männern geht es nur darum, einen Trosthasen ins Bett zu bekommen, weil sie zuhause das Maul nicht aufmachen und den ganzen Frust lächelnd unter den Teppich kehren. So bekommen sie beides- eine zuhause, die kocht und sich um die Kinderlein kümmert, und eine, mit der sie den heissen Wunschsex haben können, von dem sie immer schon träumten.

Für mich gab das immer wieder Herzschmerz, und doch konnte ich mein Verhalten nicht ändern, bis ich begriffen habe, dass ich mir unbewusst immer Männer gesucht habe, die gebunden waren: Sie konnten mich nicht mit Haut und Haar vereinnahmen! Ich konnte mit ihnen immer noch Papis Liebling bleiben....kein Konkurrent für meinen väterlichen Helden in Sicht!!
Erst als ich mich innerlich von meinem Vater lösen konnte—und dazu auch von all seinen Programmierungen, dass ich zwar stark und schlau, aber eben nicht besonders attraktiv sei – halt eher ein „Mannweib" – gelang es mir, andere, nettere und ungebundene Männer überhaupt zu sehen...
Dann erkannte ich auch, wie viel Angst ich davor hatte, einen Mann in mein Leben zu lassen und emotional von ihm abhängig werden zu können. Ich hatte mein Herz quasi immer unter Verschluss gehalten, mich aber immer gewundert, warum ich nicht wirklich glücklich war.
Angst und Liebe geht nicht zusammen – erst musste ich mit mir und in mir liebevoll werden und mich mögen lernen, bevor die Angst verschwand und die grosse Liebe in mein Leben kommen konnte.

Von der Macht der Zauberworte

Wenn in einer Gesellschaft das Zusammenleben gelingen soll, sind bestimmte Spielregeln unabdingbar. In der Politik nennt man das Gesetze, im privaten Kontext sind es die tradierten Regeln, Konventionen und unausgesprochenen Leitlinien für das Verhalten.
Jedes Elternpaar, das auf sich hält, versucht seinen Kindern „Benimmse“ beizubringen. Dies bedeutet, dass man seinen Kindern vermittelt, dass der Umgang mit anderen einfacher und komplikationsloser wird, wenn man die elementaren Grundregeln der Höflichkeit beachtet.
So strebt man an, dass seine Kinder sich bedanken für etwas, was sie erhalten haben, aber auch, dass sie ihre Wünsche in der Form äussern, dass sie „Bitte!“ sagen.
Die Zauberworte „Bitte“ und „Danke“ sind etwas vom ersten, was man seinen Kindern beibringt.
Wenn ich mich dann aber auf der Spielwiese von Partnerschaften umsehe, muss ich häufig feststellen, dass dort ganz wichtige Grundregeln vernachlässigt werden. Die Partner wundern sich aber dennoch, dass ihr Zusammenleben nicht funktioniert.
Wie soll es auch, wenn beispielsweise eine Frau ihrem Mann über den Mund fährt und sagt: “Vati trinkt seinen Kaffee nie mit Zucker!!“
Woher will sie das so genau wissen?
Vielleicht ist es „Vati“ gerade heute einmal nach Zucker und nicht nach Süss-Stoff?
Wäre es nicht netter und respektvoller, wenn sie ihn fragte, wie er seinen Kaffee möchte, möglichst noch in der Form , dass sie ihn nicht auf seine Funktion als „Vati“ reduziert?
Wie wäre es mit: “Wie bitte magst Du Deinen Kaffee, Schatz?“—(Liebling, Eugen, Franz, Holder, Mausel, Schöner, mein Prinz—oder was immer an Koseworten bei den beiden verwendet wird)

Der Mann umgekehrt sollte es nicht versäumen, seiner Frau für den Kaffee zu danken und sie dabei möglichst anzusehen, anstelle den Dank in seinen Bart zu nuscheln.
Augenkontakt bedeutet für Frauen in aller Regel das Signal, „Oh, jetzt meint er mich!!“ und ein in dieser Art formulierter Dank wirkt viel intensiver und anhaltender.
Er ist durchaus in der Lage, der Frau auch nach Stunden, wenn sie sich daran erinnert, ein Lächeln aufs Gesicht zu zaubern und bewirkt unter Umständen, dass sie am nächsten Tag erneut mit viel Liebe und Freude einen Kaffee für ihren Liebsten braut.
Umgekehrt gilt dies aber auch. Es gibt eine ganze Reihe an Männern, die gerne und gut für ihre Frauen kochen oder backen.
Auch dies ist nicht selbstverständlich und sollte gewürdigt werden.
Selbst wenn nach einer männlichen Kochschlacht mehr Geschirr in der Küche herumliegt, selbst wenn mehr Chaos herrscht oder die Zutaten teurer waren als bei einem Gericht aus Frauenhand, kann es nicht angehen, dass Frauen diese Leistung ihrer Männer niedermachen – nur weil sie es anders machen als eine Frau!
(Meine Damen, ihre Männer mokieren sich auch nicht über ihren Umgang mit dem Rasenmäher, dem Computer oder dem Auto – nein, in aller Regel reparieren die Männer alles, was Frauen nicht hinbekommen – und ja, auch dafür kann man ihnen danken. Männer machen ihren Frauen in aller Regel auch keine Vorhaltungen, wenn es um Make-up, Schuhe, Bekleidung oder Dekoration für die Wohnung geht, also warum sollten Frauen umgekehrt so kleinlich sein?)

Dieser Punkt gilt auch und in ganz besonderem Masse für die Väter, die sich gerne um ihre Kinder kümmern würden, von den übereifrigen oder besorgten Müttern jedoch davon abgehalten werden. Oft fürchten die Frauen, Männer mit ihrer etwas herberen Art könnten das Baby oder das Kleinkind kaputt machen.
Keine Angst, Kinder sind erstaunlich robust!

Ich erinnere mich auch noch an eine Szene, als der Vater meines Sohnes diesen wie ein Päckchen unter den Arm nahm, um so mit dem Zwerg unter dem Arm den Rasen zu mähen.
Ich bin heute noch stolz auf mich, dass ich nicht sofort „aufhören“ gebrüllt habe, sondern die Szene als Zuschauerin betrachtet habe.
Ich konnte dabei lernen, dass meinem Sohn diese neue Perspektive auf die Welt durchaus zu gefallen schien, dass ihn der Lärm des Rasenmähers nicht erschreckt hat, sondern er fühlte sich in den starken Armen seines Vaters geborgen und sicher.

Ich als Frau hätte nie so gehandelt, aber alleine der Umstand, dass Männer manche Dinge einfach anders machen als Frauen, berechtigt die Frauen noch nicht zu der Annahme, dass Männer es deshalb automatisch schlechter machten als sie.

Wenn wir unsere Partnerschaften lebendig halten möchten, sollten wir offen sein für Veränderung, d.h. für den Willen des anderen und dafür, dass sich seine Wünsche und Gewohnheiten wandeln können. Zudem erfordert es Respekt und Toleranz, dass der Partner seinen eigenen Kopf hat und Dinge vielleicht anders organisiert und managt als wir dies tun würden.

Wenn wir es schaffen, in der Partnerschaft die Erinnerung daran, was uns am anderen in der ersten Phase des Kennenlernens so bezaubert und entzückt hat, wach zu halten, wird es uns leichter fallen, ihm oder ihr immer wieder aus tiefstem Herzen zu danken dafür, dass es ihn oder sie gibt!

Im Zusammenleben vergessen wir leider viel zu häufig, dass der Partner freiwillig bei uns ist und jeden Tag beschliessen könnte, zu gehen.
Er oder sie ist ein Geschenk, mit allem, was ihn oder sie ausmacht.
Daher sollten wir uns zur Gewohnheit machen, dem Partner immer wieder für das zu danken, was er oder sie für uns tut- Tag für Tag.
Wenn wie etwas vom anderen möchten, sollte es ebenso selbstverständlich sein, dass dieser Wunsch nicht in der Befehlsform vorgetragen wird „Trägst Du jetzt endlich den Müll runter?“, sondern dass wir darum bitten.
Wir selbst wollen ja auch nicht zum Befehlsempfänger degradiert werden, oder?

Vom Essen – und was es über einen Mann verrät

Auch beim Essen kann man (frau) vieles über einen Mann erfahren. Gibt es in seinem Leben nur „Schniposa“ (Schnitzel, Pommes, Salat) oder kann er sich für feine Suppen genauso begeistern wie für phantasiereiche Saucen, lecker dekorierte Gemüsegerichte oder ausgefallene Nachtische?
Kann er kochen?
Wie sieht seine Küche aus?
Kocht er nach Rezeptbuch oder „frei Schnauze“?
Stellt er das Essen nur so auf den Tisch oder deckt er den Tisch liebevoll mit Kerzen und Schmuck für die Teller?
Trinkt er nur Bier?
Hat er Ahnung von Weinen?
Kann er Cocktails mixen?
Mag er Aperitifs?

Ich habe die Erfahrung gemacht, dass das sinnliche Talent eines Mannes sich nicht nur in seiner Art zu tanzen, ausdrückt, sondern eben auch in seiner Art des Umgangs mit dem Essen.
Von Konstantin Wecker stammt der Satz: „Wer nicht geniesst, wird ungeniessbar“ – und das stimmt fürs Essen ebenso wie fürs Bett.

Es ist erstaunlich, dass begabte und phantasievolle Köche in vielen Fällen auch phantasiebegabte Liebhaber sind, die nicht immer das gleiche Gericht auf den Tisch bringen. Sie wollen nicht nur alle Sinne ansprechen, sondern sie können das auch.
In ihrer Küche findet sich das richtige Messer für alle anfallenden Arbeiten, es gibt nicht nur einen Korkenzieher, sondern auch einen Dekanter, diverse Siebe, Pfannen, Töpfe, Mixer, Pürierstab, sogar ein Gerät zum Ananas aushöhlen oder eine Muskatnussreibe kann in den Küchen solcher Männer vorgefunden werden.

Daher, meine Damen, wenn sie derlei in der Küche des Mannes vorfinden, für den Sie sich derzeit erwärmen, liegen Sie meist richtig.

Ist hingegen der „Burger King“ oder „Mac Donald`s“ sein Lieblingsrestaurant, dann droht Ihnen auch im Bett die „fast- food-Methode“, sprich, kurz, nahrhaft, preiswert, aber ungesund und schwer im Magen liegend.

Ich weiss, dass solche Verallgemeinerungen gemein und schäbig klingen, aber ich kann es nicht ändern, in zu vielen Fällen kommt man damit der Wahrheit ziemlich nahe.

Ich will keinem Mann hier zu nahe treten und ich gebe zu, dass auch mich zuweilen der Appetit auf eine Portion Pommes rot-weiss umtreibt – aber eben nicht täglich.

Der Spruch „Du bist, was Du isst“ stimmt eben doch—und legt darüber hinaus auch den Blick frei auf die allgemeine Art, wie ein Mensch mit sich selbst umgeht.
Wer es sich selbst nicht wert ist, dass er sich mit guten und gesunden Sachen ernährt, geht auch in anderen Lebensbereichen gedankenlos oder lieblos mit sich um.
Und die Art, wie er sich selbst behandelt, reflektiert eben auch häufig die Art, wie er mit anderen, sprich, einer zukünftigen Partnerin, umgeht oder umzugehen gedenkt.

Ein Mann, der immer streng nach Kochbuch kocht und auch nicht die kleinste Abweichung oder Variation duldet, wird möglicherweise auch im Bett die Tendenz haben, streng nach Vorschrift alle wichtigen erogenen Zonen „abzuklappern“.
Wehe der Frau, die dann nicht wie sein Souffle sofort „aufgeht“, sondern diesen „Liebesdienst nach Vorschrift“ eher als ihrer Lust abträglich empfindet.

Es ist nun mal nicht jeder Frau gegeben, vor dem Akt mit Wonne die Leintücher glatt zu streichen oder die Hosen auf Bügelfalte über den Stuhl zu hängen.

Ich weiss, ich überzeichne, aber das mache ich mit voller Absicht – um dadurch ein Schlaglicht auf die Extreme zu werfen.
Im Alltag, meine Damen und Herren, nerven uns auf lange Sicht schon die weniger extremen Marotten unserer Partner.

Drum prüfen Sie beizeiten möglichst offen und ehrlich, ob Sie Ihr Gegenüber auch wirklich ertragen, beim Tanz, in der Küche und im Bett.
Und wenn Ihr Partner zu den Menschen gehört, die sinnlich und mit allen Sinnen kochen, essen und geniessen, dann sagen Sie ihm auch immer wieder, wie sehr Ihnen das gefällt und wie gut es Ihnen tut, derart verwöhnt zu werden.
Keine Sorge, Ihr Herzblatt wird dadurch nicht arrogant werden und „abheben" – im Gegenteil, positive Verstärkung in Form von Lob wird ihn erst recht zu Höchstleistungen motivieren – und davon haben dann beide etwas.

Liebe geht durch den Magen- lautet ein altes Sprichwort. Daher scheint es nützlich, einen genauen Blick darauf zu werfen, was und wie jemand isst – denn das reflektiert auch seine – oder ihre- Art in anderen Lebensbereichen.
Essen und Sex hat viel gemeinsam – also gehen Sie miteinander essen und schauen Sie, ob es Ihnen wohl ist miteinander.

Tanzen – Energiespender und „Vorspiel“

Das Tanzen ist etwas, was uns bewegt, damit mit mehr Sauerstoff versorgt, dazu bewirkt die Musik einen wohltuenden Einfluss, und last not least ist tanzen etwas, was uns erdet und wieder mit unseren Ursprüngen verbindet.
Ein Mensch, der gut geerdet ist, von dem sagt man auch: Der ist mit den Füssen auf dem Boden, was heissen soll, dass er realistisch ist, und sich nicht in irgendwelchen spinnerten Ideen versteigt.
Tanzen bringt uns also auch in Beziehung zu unserer Realität. Wir spüren unseren Körper, wir gebrauchen unseren Gleichgewichtssinn, unsere Koordinationsfähigkeit, wir passen uns dem Rhythmus der Musik an, wir fühlen uns getragen und gewiegt von der Musik, was Geborgenheit auslöst, und auch die Produktion von Glückshormonen anregt.
Darum möchte ich den Satz auch ein wenig ummodeln und zuschneiden auf diese Art der Energiegewinnung: „Wo man tanzt, da lass Dich ruhig nieder, böse Menschen haben faule Glieder...“

Nun sind es ja meist die Frauen, die gerne tanzen würden, und die sich dann mit Männern konfrontiert sehen, die Tanzmuffel sind - oder aber allenfalls dann „balztanzen“, wenn sie auf der Pirsch nach einem weiblichen Wesen fürs Bett sind; denn das haben viele Männer bereits begriffen, dass Tanzen Frauen anmacht, und bei ihnen auch zärtliche Gefühle weckt, manchmal sogar mehr...

Warum macht Tanzen an?

Das Tanzen ist eine gesellschaftlich akzeptierte Form, einem Mann nahe zu kommen, und ihn, meist ohne dass er es mitbekommt, in mancherlei Richtung „abzuchecken“.
Man bekommt mit, ob er den Rhythmus erfasst, und ihn auch halten kann, ob er musikalisch und einfühlend ist - was ja bekanntlich nicht nur fürs Tanzen von Bedeutung ist. Man spürt, ob ein Mann

führen kann, ob er ideenreich und einfallsreich ist - oder ob er immer nur den Grundschritt tanzt (wer so fade tanzt, ist meist auch kein besonders phantasiereicher Liebhaber...).
Daneben kann man beim Tanzen den Partner riechen und merkt dann ziemlich schnell, ob man den anderen „riechen kann“ - und das ist ja äusserst wichtig, wenn man weitergehende erotische Begegnungen plant.
Auch die Berührungen beim Tanzen, die Art, wie einen der Partner hält und anfasst, erlauben Rückschlüsse auf seine generelle Umgangsweise - und ob uns das gefällt, merken wir sehr schnell.
Beim Tanzen kann man sich sogar unterhalten, sofern man nicht an einen Anfänger gerät, der ständig seine Füsse sortieren muss, damit er uns nicht auf unsere tritt - und wenn ein Mann dieses „Multi-Tasking“ hinbekommt, ist er sicherlich auch ziemlich tauglich für andere komplexe Anforderungen.
Manche Tänze sind darüber hinaus auf eine schöne Art geeignet zur erotischen Annäherung und zum Flirten - sei es der Cha- Cha oder die Rumba, die Samba oder der Tango - in allen diesen Tänzen gibt es Elemente, die erotischen Charakter haben, und die man mit Leben füllen kann und auch im wirklichen Leben zum Flirten benutzen kann. (man muss nicht, aber man kann, das ist das Feine!!)

Daher, meine Damen: Tanzen Sie, setzen Sie Ihren Körper ein, um sich auszudrücken, nutzen Sie das Bewegungs- und Begegnungspotential, das im Tanzen schlummert, und machen Sie sich auf ins Reich der Bewegungsenergie mit all ihren sinnlichen Komponenten - es gibt fast nichts Besseres, um gute Laune zu bekommen und seine Energiebatterien wieder aufzuladen.

Tanzen, vor allem mit einem Partner, dessen Körpersprache mit Ihrer eigenen harmoniert, kann etwas ungeheuer Beglückendes sein. Ich hatte einmal „zufällig“ einen Tanzpartner, der beim freien „Schwofen“ jede Bewegungsidee von mir sofort spürte und mit einer harmonischen eigenen Bewegung darauf reagierte. Für aussen Stehende muss es so gewirkt haben, als hätten wir an diesem Duett

lange geübt, dabei hatten wir uns nie zuvor gesehen - es war einfach eine Harmonie der Seelen! Dieses Glücksgefühl lässt sich schwer beschreiben, es war, als hätte ich meinen Zwilling gefunden, der genau weiss, was mit mir los ist und sofort darauf reagiert.
Ich bin mir natürlich darüber klar, dass sich solche Begegnungen nicht auf Knopfdruck planbar sind, umso mehr sollte man froh und dankbar sein, wenn einem solche Geschenke des Schicksals zuteil werden - ich denke, wir werden immer reich beschenkt, nur sind wir manchmal nicht in der Lage, dies zu erkennen, weil wir ständig auf die Ecken unseres Lebens starren, in denen es gerade nicht läuft.

Wenn Sie in einer festen Partnerschaft leben, gehen Sie bitte weiterhin miteinander tanzen.
Dabei kann man sich spielerisch immer wieder neu aufeinander einstimmen, Neues ausprobieren und den anderen spüren.
Zudem löst sich beim Tanzen vieles vom Alltags- Stress in der Bewegung auf und man kann im besten Sinne des Wortes wieder zueinander finden.
Wenn ein Paar einen Abend miteinander tanzt und dabei Spass hat, kann es häufig geschehen, dass sie dann nach Hause gehen, gemeinsam duschen und das Glücksgefühl, das das Tanzen ausgelöst hat, in der Horizontalen weiterwirkt.

Tanzen ist eine wundervolle Art, sich nahe zu kommen und einen Beziehungsfaden zu spinnen oder immer wieder zu erneuern.
Tip für Frauen: Wenn Ihnen ein Mann gefällt und Sie selbst gerne tanzen: Schleifen Sie ihn auf die Tanzfläche! Wenn er nicht gerne tanzt, sind Konflikte vorprogrammiert.
Tanzt er gerne und gut, haben Sie beide ein nicht versiegendes Potential an möglichen Glücksgefühlen miteinander.

Tip für Männer: Sofern Sie noch nicht tanzen können: Lernen Sie es! Fast alle Frauen tanzen gerne, und ein Mann, der tanzen kann, hat viel bessere Chancen, eine Frau kennen zu lernen als ein Nichttänzer. Tanzen verhilft Ihnen aber auch zu einer besseren Kondition, zu mehr Körpergefühl und Koordination und Sie können schon einmal spielerisch abchecken, ob das weibliche Wesen, das Sie beim Tanzen im Arm halten, sich gut und wohlig für Sie anfühlt— und ob die Dame sich auch von Ihnen führen lässt.

Lilith und der König

Es war einmal und war nicht ein König, der alles besass, was man sich nur wünschen kann. Er hatte ausgedehnte Ländereien, auf denen alles gedieh, was er anpflanzen liess, sein Königreich war angesehen und mächtig. Sein Hofstaat verwöhnte ihn und las ihm jeden Wunsch von den Augen ab. Seine Königin war nicht nur wunderschön, sodass er sich mit ihr schmücken konnte, sie hatte durch ihres Vaters Besitztümer zudem seinen Reichtum vermehrt, den sie in die Ehe einbrachte.

Nun begab es sich, dass der König, dem es gefiel, sein Reich immer mehr auszuweiten, häufig nicht zuhause war – und so sehnte sich die Königin nach Gesellschaft, vermisste ihn und seine Aufmerksamkeit – und eines Tages war sie fort.
Für den König, der eben von einem längeren Feldzug nach Hause kam, brach eine Welt zusammen – denn niemals hätte er damit gerechnet, verlassen zu werden, er, der Mächtigste, Schönste und Bewundertste aller Könige, er, der so klug und fleissig war und dem die Welt zu Füssen lag.

Er wurde sehr krank und kümmerte sich nicht mehr um sein Volk. Seine Feinde wurden mächtiger als er, sein Reich zerfiel.
Schliesslich blieben ihm nur noch sein Palast und das daran angrenzende Brachland und seine Kronjuwelen – die er jedoch nie

betrachtete, weil sie ihn zu schmerzhaft an vergangene Zeiten erinnerten.
Von seinem Hofstaat blieben nur noch sein treuer Grosswesir und seine Beraterin bei ihm. Sie war auch in den dunklen Künsten bewandert und umsorgte den König devot, denn für sie bedeutete er das Leben.

Nach und nach genas der König, gleichwohl, seine Ländereien lagen brach, weil die Freude keinen Einzug in sein Leben hielt – und er es deshalb auch nicht der Mühe wert erachtete, sein Reich neu aufzubauen.
Sein ergebener Wesir sandte Boten aus, die schönsten Mädchen in des Königs Reich zu schicken – allein, er wurde ihrer schnell überdrüssig und verschloss sein Herz immer mehr.

Eines Tages kam ein weiteres Mädchen im Schloss an: Schon von weitem sah man, dass sie keine schönen Kleider trug und ihr Haar nicht nach der neuesten Mode herausgeputzt war, sondern sie war schlicht gewandet und trug ihr langes dunkles Haar zum Knoten gesteckt.
Auffällig an ihr waren jedoch ihre dunklen, leuchtenden Augen, die jedem in die Seele blickten und dort einen nachhaltigen Eindruck hinterliessen.
Der König fragte sie: "Wer bist Du und woher kommst Du?"
„Man nennt mich Lilith und ich komme von weit her. Wie Ihr, edler König, habe ich einst ein Reich besessen und es verloren – aber das tut nichts zur Sache.
Ich verstehe mich auf die Kunst des Heilens an Pflanzen, Tier und Mensch, kann mein eigenes Brot backen und meine Kleidung selbst in Ordnung halten. Ich habe gelernt, ohne Bedienstete auszukommen, vielleicht mögt Ihr mir in Eurem Reich Aufnahme gewähren?"

Der König war betört von den freundlichen Worten und lud Lilith in seinen Palast ein; dort genoss er ihre Gesellschaft und ihre klugen

Kommentare zu diesem und jenem, und sie lachten und scherzten miteinander und waren einander immer mehr zugetan.
Zugleich jedoch wollte der Schatten seiner Königin nicht von ihm weichen, und er schwankte zwischen Zuneigung und Furcht, erneut enttäuscht zu werden, würde er Lilith zu nahe kommen lassen.

Lilith hingegen genoss des Königs kleines Reich, sie sehnte sich nicht nach prächtigen Gewändern, edlen Pferden und exquisiten Speisen. All das hatte sie in ihrem Reich besessen, allein, wie wenig Freude hatte es ihr gebracht- im Gegenteil.
Die prächtigen Gewänder wurden nie getragen, weil ihr Herz alleine war, die edlen Pferde alleine zu reiten, war wenig erfüllend, und auch Speise und Trank mochte sie am liebsten in Gesellschaft einnehmen; kurz, sie hatte zu viel erlebt in ihrem Leben, um dem Schein zu huldigen – ihre Augen sahen den König anders und was sie sah, nährte und öffnete ihr Herz.

So lebten sie eine Weile miteinander- einer in der Welt des anderen, und doch in zwei verschiedenen Welten.

Lilith hegte und pflegte des Königs brachliegende Gärten – weil sie Pflanzen liebte und zu ihnen sprach, gediehen sie erneut. Ihrem König sandte sie kleine Botschaften, die von ihrer Seele kamen – Geschenke, die ihn verwöhnen und aufmuntern sollten, und ganz allmählich begann das Reich, aufzublühen. Des Königs Gärten erstrahlten in neuem Glanz, die Vögel zwitscherten in den Zweigen, bei Hofe wurde gelacht, getanzt und gescherzt und die Menschen fassten neuen Mut.
Der König indes misstraute Liliths Geschenken an ihn – seine Königin hatte ihm nie etwas geschenkt, Liliths Verhalten befremdete ihn, und er sagte ihr, dass er keine weiteren Geschenke von ihr wolle.

Als der König tags darauf von der Jagd in den Palast zurückkehrte, war Lilith verschwunden.

Er befragte seinen Grosswesir, aber der wusste nicht zu sagen, wohin sie gegangen war.
Daraufhin fragte er seine Beraterin, und nach langem Schweigen bedeutete sie ihm, dass Lilith vom Drachen des Schweigens in das Land des ewigen Eises entführt worden sei und dass der König sie nie wieder sehen werde.

Dem König war nicht verborgen geblieben, dass unter Liliths Anwesenheit sein Land zu neuer Blüte gelangt war; bei aller Furcht und Vorsicht vor Lilith wollte er sie doch zurückhaben, denn ihr Lachen fehlte ihm. Ohne sie hörten auch die Vögel auf, zu singen, die Pflanzen blühten nicht mehr so schön, die Gespräche mit ihr begann er zu missen und so sann er auf Hilfe.

Er erinnerte sich, dass in einem verborgenen Winkel seines Königreiches eine weise Frau in den Bergen lebte, der magische Kräfte nachgesagt wurden und die in schwierigen Situationen oft Rat wusste.
Nur er konnte nicht nach ihr schicken, sie verliess ihre Bergfeste nie – wer zu ihr wollte, musste sich zu Fuss auf den beschwerlichen Weg zu ihr machen.
Das tat der König schliesslich, denn er wollte Klarheit. Die weise Alte versicherte ihm, dass Lilith am Leben und wohlauf sei, aber nur er, der König selbst, könne sie befreien, sofern er das wirklich wolle. Er müsse allein und unbewaffnet gehen, und es könne durchaus geschehen, dass er scheitere.

Und so machte sich der König schliesslich auf den Weg in ein Abenteuer mit ungewissem Ausgang.

Zunächst durchschritt er den Wald des Raunens, worin er zahlreiche Stimmen vernahm:" König, was willst Du mit Lilith – sieh sie Dir an, sieht so eine Prinzessin aus, zerlumpt und mit den Augen funkelnd?"

„Nimm Dich in acht, sie ist eine Hexe, sie durchleuchtet Deine Seele"
„König, Ihr seid stark und unabhängig, schwingt Euch auf Euer Streitross und zieht in die Schlacht, was geht Euch diese Frau an?"
„Lasst ab von dieser Frau, Ihr kennt sie doch kaum, wer weiss, was sie im Schilde führt?"

Fast schon wollte der König umkehren und seinen Plan, Lilith wieder zu finden, aufgeben, als er am Wegrand ein kleines Erdmännchen entdeckte, das ihn freundlich anlächelte und sprach:
" Herr König, Ihr werdet den Wald des Raunens nie bezwingen können, solange Ihr den Stimmen lauscht. Besinnt Euch auf die Farbe Blau, singt aus voller Kehle und bewahrt Liliths Bild in Eurem Herzen, dann könnt Ihr diese erste Prüfung bestehen."

So sprach das Erdmännchen und ward verschwunden.
„Was war das denn für eine Erscheinung" fragte sich der König verwundert. An irgendetwas erinnerten ihn die Worte – und die Stimme – er vermochte jedoch nicht zu sagen, woran.
Doch er schritt voran, laut singend, und mit Liliths Bild im Herzen; die Stimmen verstummten, und schliesslich gelangte er zum See der Schlangen.

Kaum hatte er sich zur Rast unter einer ausladenden Palme niedergelassen, als schon die erste Schlange kam, und sich zwischen seine Beine schlängelte. „König, bleibt hier" sprach sie zu ihm mit ihrer zischenden Zunge, „ich werde Euch erfreuen, denn jede Nacht kann ich Euch in Menschengestalt erscheinen und Eure einsamen Nächte verkürzen."

Entsetzt sprang der König auf, zu lange hatte er bei keiner Frau gelegen; seine Königin hatte ihm dieses Vergnügen verweigert, und Lilith verwirrte ihn noch mehr mit ihrer Weichheit – und nun auch noch die Schlange – nein, er wollte nichts davon hören, weit weg wollte er fliehen, in sein sicheres Reich!

Der König war bereits auf dem Rückweg, als plötzlich erneut das Erdmännchen auftauchte, ihn anzwinkerte und freundlich sprach:" Herr König, fürchtet Euch nicht, die Schlange kann Euch nichts anhaben, wenn Ihr Euch auf die Farbe Rot besinnt, aus Leibeskräften tanzt und Liliths Bild in Eurem Herzen tragt."

Und so besann sich der König, tanzte, wie er noch nie in seinem Leben getanzt hatte, ging ganz auf in der Farbe Rot und behielt Liliths Bild in seinem Herzen. Er wurde nicht gewahr, dass er so über den gesamten See getanzt war, so sehr war er in den inneren Flammen versunken.
Schliesslich jedoch sank er ermattet nieder und fiel in einen tiefen Schlummer.
Ihm träumte, dass er nur noch eine einzige Prüfung bestehen müsse, und dann könne er Lilith finden.

Wollte er das überhaupt noch?
War sie ihm bestimmt, oder jagte er einem Schatten hinterher, einer Fata Morgana gleich?

Unruhig wälzte er sich hin und her, Schlaf umfing ihn, dann wieder Träume, innerer Aufruhr, Angst, Entsetzen, Schrecken, Lust, auch friedliche Momente, gleich einer Bootsfahrt in rauer See.

Als er am nächsten Morgen erwachte, immer noch matt und erschöpft von der Nacht, erkannte er, dass die Landschaft sich geändert hatte. Licht umfing ihn, zarte weisse Nebelschwaden zogen an ihm vorüber, türkisfarbene Wolken wechselten ab mit strahlendem Weiss, dazu wehte ein kühler, steter Wind – und ihm wurde klar, dass er sich im Land des ewigen Eises befand.
Benommen und mit Furcht im Herzen machte er sich auf den Weg, den Drachen des Schweigens ausfindig zu machen, um Lilith aus dessen Gefangenschaft zu befreien, als er plötzlich wieder das Erdmännchen erblickte, das ihn sanft und durchdringend ansah und sprach:" Edler König, diese dritte Prüfung ist die schwerste. Wenn

Ihr des Drachen ansichtig werdet, sprecht zu ihm – aber nicht mit Eurer Zunge, sondern sprecht zu ihm von Herz zu Herz. Und vertraut darauf, dass Eure Botschaft ihn erreicht. Ihr müsst daran glauben, dass Euer Vorhaben Euch gelingt, und dass all dies einen Sinn hat, sonst werdet Ihr Lilith auf immer verlieren."
Und schon war das Erdmännchen verschwunden, bevor der König noch etwas sagen oder fragen konnte.

Panik und Verzweiflung ergriff den König.
Er war so weit gekommen und nun sollte er gegen einen Drachen kämpfen – ohne Waffen, ohne sein Pferd, ohne Helfer, mehr noch, mit Worten aus dem Herzen, Vertrauen, Glauben, Sinn?

War es nicht genau das gewesen, was Lilith in sein Reich gebracht hatte, als sie zu den Pflanzen sprach? als ihre dunklen Augen in die Tiefe seiner Seele gesehen hatten?
Würde es ihm gelingen, so mit dem Drachen zu sprechen und damit seinen Bann zu brechen? Überlegte der König auf seinem Weg.
Er war es nicht gewöhnt, mit dem Herzen zu reden, er war es überhaupt nicht gewohnt, dass Forderungen an ihn herangetragen wurden – im Gegenteil, er war stets derjenige gewesen, der gefordert hatte; andere hatten nachhaltig seine Forderungen erfüllt.

Das Land des ewigen Eises war von vollendeter Schönheit und Klarheit; von überall her reflektierten die gleichmässigen Kristalle das Licht und umgeben von stetem Funkeln schritt der König voran.
Er passierte enge Schluchten, weite Täler, er erklomm Berge und Hügel, sein Weg führte ihn an zugefrorenen Teichen vorbei, deren erblasstes Schilfrohr bedeckt war vom zauberhaftesten Raureif und Eiskristallen.
Wie viel Schönheit ist hier, welches Ebenmass, welche Perfektion der Linien und der Gestaltung – hier muss ein brillanter Baumeister am Werk gewesen sein.
Wozu um alles in der Welt benötigte der Drache Lilith, wo er doch von so viel Perfektion und Exklusivität umgeben war?

Seine Gedanken wurden unterbrochen von einem schwachen Geräusch aus der Ferne – und dabei fiel ihm auf, dass dies der erste Ton war, der an sein Ohr drang, seit er sich im Land des ewigen Eises aufhielt.
Es war völlig still hier- kein Laut- nichts.

Und nun diese Töne, es klang, als spiele jemand auf der Lyra und singe dazu.
Als der König näher kam, sah er, dass es dort, wo die Laute herkamen, auch Farbe gab – mitten im ewigen Eis erblühte eine Oase, mit leuchtendroten Rosen, lachsfarbenen Orchideen, prachtvollen Sonnenblumen, Zypressen, Palmen, Rittersporn, Jasmin und Lavendel. Eine betörende Mischung edler Düfte drang in seine Nase vor. Inmitten all dieser Pracht erkannte er Lilith, die dem Drachen zu Füssen sass, die Lyra in der Hand hielt und für ihn sang.

Aus sicherer Distanz besah der König diese Idylle. War es möglich, dass der Drache um Liliths geheime Heilkräfte wusste und sie entführt hatte, um für ihn eine solch prächtige Oase inmitten des ewigen Eises zu erschaffen?
Behutsam näherte sich der König, als der Drache zu sprechen anhub: "Herr König, wir haben Euch bereits erwartet – Lilith und ich. Euer Herz ist immer noch erfüllt von Zweifel und Furcht – daher hört, was ich Euch zu sagen habe – von Herz zu Herz.
Ich habe Lilith nicht entführt, sie ist mir aus freien Stücken hierher in mein Land gefolgt. Hier kann und darf sie all ihre Talente und Fähigkeiten frei entfalten. Mein Land wird täglich schöner, reicher und bunter durch sie- denn sie bringt Leben in alles, was sie beginnt.
Ihr aber, grosser und mächtiger König, habt ihr nicht vertraut, ihre Zuneigung zu Euch habt Ihr nicht erwidert, Ihr habt sie aus Eurem Herzen ausgeschlossen. Darum wird sie hier bleiben wollen, wo sie geehrt, geachtet und geliebt wird."
Lilith hatte dieser ungewöhnlich langen Herzensrede des Drachen gelauscht. Nun hob sie den Blick und schaute den König mit ihren

dunklen Augen an: "Mein König, ich habe Güte, Liebe und Freundlichkeit in Eurem Herzen und in Eurer Seele gesehen, und das war es, was mich zu Euch in Eurer Reich gebracht hat und mich zu Euch hinzog.
Ich wusste indes nicht, dass die Schattenwächter der Finsternis, der Trauer, des Grams und der Enttäuschung den Zugang zu Eurem Herzen bewachten, sodass kein menschliches Wesen den Eingang findet. Als ich das erkannte, schmerzte mich meine Seele aus Mitgefühl für Euch. Ich öffnete mein Herz für Euch noch mehr, um Euch zu bedeuten, dass Ihr mir wert und teuer seid – aber ach, Ihr habt meine Sprache nicht verstanden. Daher bin ich in das Land des ewigen Eises aufgebrochen.
Ihr seht, es beginnt sich bereits zu verändern. Wenn ich noch länger bleiben kann, hoffe und glaube ich daran, dass es aufblühen wird und meine Herzenswärme erwidern wird.
Eure Berater indes, edler König, haben Euch belogen, denn sie sind umso wichtiger, je einsamer Ihr seid und bleibt. Daher haben sie die Saat der Furcht, des Misstrauens und der Fremdheit in Euer Reich gesät. Die Frucht davon ist mannigfaltig aufgegangen."

Als der König das vernahm, ergriff ihn eine grosse Bestürzung, er wandte sich ab und weinte bitterlich.

Nun ergriff der Drache erneut das Wort des Herzens und sprach:
„Herr König, ich bitte Euch, bringt nicht die Furcht, die Trauer und den Schmerz in mein Land. Bitte vertraut, glaubt und liebt, sonst könnt Ihr nicht hier bleiben."

Und so geschah es – und wenn sie nicht gestorben sind, leben sie heute noch.

Sie liebt mich, sie liebt mich nicht – und andere Machtspielchen

Zu diesem Thema fällt mir als erstes der Satz ein: „Wenn Du mich wirklich lieben würdest, würdest Du keinen Knoblauch essen!“
Warum eigentlich?
Wer gibt wem das Recht, auf diese Art die Vorlieben und Gewohnheiten des einen mit der Liebe zum anderen zu verknüpfen?

Liebe ist ein Gefühl und kümmert sich erst einmal nicht um Bedingungen oder fragt danach, ob es gefühlt werden darf.
Liebe ist als Gefühl nicht käuflich und nicht korrumpierbar – warum neigen wir Menschen dann nur dazu, ein Gefühl mit Bedingungen zu verbinden?
Offenbar hat das mit unseren Erwartungen zu tun, mit den Vorstellungen, die wir uns über unseren Partner machen—aber wenig mit dem real existierenden Partner und noch weniger mit seinen wirklichen Bedürfnissen und Empfindungen.

In der Phase der ersten Verliebtheit neigen beide Partner dazu, dem anderen zuliebe viele ihrer Gewohnheiten aufzugeben, Neues zu tun und zu wagen, nur weil der andere das mit grosser Begeisterung macht.
Zudem erscheint einem der neue Partner in dieser Zeit als das anbetungswürdigste und liebevollste Geschöpf auf diesem Planeten.
Seltsam nur, dass nach einer Zeit der Alltag soviel von der gegenseitigen Begeisterung aufgefressen hat, dass man sich oft überhaupt nicht mehr daran erinnern kann, was man am anderen einmal gut gefunden hat.
(Es könnte eine sehr hilfreiche Übung sein, alles, was man am anderen mag, in dieser ersten Phase aufzuschreiben – und diese Notizen immer dann erneut durchzulesen, wenn Knatsch oder Stress in der Beziehung herrscht.)

Wir Menschen sind alle vergesslich, wir sind Gewohnheitstiere und wir werden schlampig und nachlässig, wenn der Reiz des Neuen verfliegt.
Dies kann man bedauern, beklagen oder verfluchen, es ist so!!
Nur denke ich, dass jeder selbst etwas dagegen tun kann, z.B. dadurch, dass man den Partner immer wieder als einen fremden und interessanten Menschen betrachtet, den es täglich neu zu entdecken gilt.

Das Schwierigste daran ist, dass es uns Selbstdisziplin abverlangt, gepaart mit meiner Version des Kantschen Imperativ, der lautet: Was Du nicht willst, das man Dir tu, das füg auch keinem andern zu.
Auf die Partnerschaft übersetzt heisst das nichts anderes, als dass ich mir überlegen sollte, wie ich behandelt werden möchte—und dann genau so meinen Partner behandle!!

Wenn ich mich umsehe unter den Paaren, die ich kenne, geschieht aber oft genug etwas komplett anderes:
Der Partner soll der Liebevolle sein, er oder sie soll umsorgen, sich kümmern, nett und aufmerksam sein—und man selbst braucht nichts mehr zu tun, als nur huldvoll die Gunstbeweise hinzunehmen.

Ermüdet die Begeisterung des Partners, der solcher Art gefordert wird, tritt ein merkwürdiges Phänomen ein – er wird nämlich mit Liebesentzug bestraft, man lässt ihn am ausgestreckten Arm verhungern.
Liebe und Zuwendung (und mehr noch Sex) wird damit zur Ware, zum Machtmittel und zum Pfund, mit dem man wuchert.
Der Partner, der damit konfrontiert wird, hat dann nur noch wenige Möglichkeiten, zu reagieren.
Will er nach wie vor Liebe (oder Sex), muss er nach der Pfeife des anderen tanzen, sich selbst und seine Wünsche verleugnen, hintanstellen, sich verbiegen—oder aber er tut es nicht, dann eskaliert die

Situation, man stürzt sich in den Kampf der Geschlechter, zieht die Rüstung an und drischt aufeinander ein – zunächst mit Worten, bedauerlicherweise, je länger, desto mehr auch körperlich.

Frauen sind bekanntlich cleverer im Umgang mit Worten, sie haben auch meist ein gut funktionierendes soziales Gefüge mit Eltern, Geschwistern, Kindern, Freundinnen—eine formidable Hausmacht, die argumentativ gekonnt ins Feld geführt wird und den Mann häufig genug in die Defensive bringt.
Während er nämlich draussen in der Welt seinen beruflichen Kampf führt, merkt er oft gar nicht, was sich an der heimischen Front gegen ihn zusammenbraut.
Nur so ist mir der Satz erklärlich, der zugleich ein Buchtitel ist: "Ich dachte immer, meine Ehe sei gut, bis meine Frau mir gesagt hat, wie sie sich fühlt."

Männer sind als traditionelle Jäger und Krieger auf ein eindeutiges Ziel hin programmiert.
Ob das Ziel ein Mammut ist oder ein feindlicher Stamm, oder im positiven Fall ein rassiges Weib, das sie erlegen möchten, Männer bündeln ihre Kraft und Energie auf nur das eine Ziel, das sie haben. Alles andere darum herum wird ausgeblendet.
So kann es zu der absurden Situation kommen, dass ein Mann seine Schuhe (Schlüssel, Kamera, Butter im Kühlschrank, Unterhose etc) sucht, die jede Frau schon von ferne dort liegen sieht, wo sie sind—er nimmt sie nicht wahr!!
Das liegt nicht daran, dass Männer verkalkte Trottel sind, die unfähig sind, ihren Alltag geregelt zu bekommen—nein, es liegt daran, dass ihr Gehirn meist nur eine einzige Information zu verarbeiten in der Lage ist- diese Info aber gründlich und durchdringend.
Männer sind weit zielstrebiger und zielsicherer als Frauen, haben die bei weitem bessere räumliche Orientierung, können besser einparken, sind schneller und kräftiger. Sie sind aber auch bei weitem leichter ablenkbar und störanfälliger als Frauen.

Dies dürfte mit einer der Gründe sein, warum es deutlich mehr Jungs als Mädchen gibt, die mit der Diagnose „Aufmerksamkeitsdefizitsyndrom“ eingestuft werden.

Männer sind viel irritierbarer und verletzlicher, wenn es um das Zusammenleben geht.
Sie ziehen auf die Jagd in der Urhorde, in der Erwartung, dass die Familie immer noch da ist, im Lager, wenn sie von der Jagd zurückkehren.
Ihr Job war es, für Beute zu sorgen, nicht, sich in Kommunikation zu üben.
Dieses urzeitliche Programm ist immer noch in vielen Männern angelegt—und daher reagieren sie auch sehr verstört, sobald ihnen kommunikative Fähigkeiten abverlangt werden.
Sie schweigen und ziehen sich zurück- und werden damit automatisch zum Verlierer in der Auseinandersetzung. Die soziale Ächtung bekommen sie gleich noch kostenlos mit dazu.
Unsere Welt hat sich zu einer Kommunikationsgesellschaft gewandelt, in der Männer ihre spezifischen Fähigkeiten nicht mehr so einsetzen können, dass sie und ihre Frauen glücklich werden.
Frauen lernen früher und gründlicher, effektvoll zu kommunizieren und sind dadurch heutzutage in der überlegenen Position. Viele Frauen rächen sich nun an den Männern, indem sie die Jahrhunderte an Unterdrückung im Patriarchat nun ins Gegenteil verkehren und als Superemanzen ihrerseits die Männer „alt aussehen“ lassen.

Was wird damit gewonnen?
Gar nichts, soweit ich das sehe – es ist zwar vordergründig so, dass Frauen dadurch mehr Macht gewinnen, aber was haben sie davon?
- Sie dürfen selbst die Reifen am Auto wechseln
(na prima, Schwestern, müssen wir beweisen, dass wir das auch können – bei Null Grad Aussentemperatur, auf der Landstrasse in der Abenddämmerung?),
- sie schleppen selbst ihre Einkäufe nach Hause

(na, klasse, früher wurde das Mammut wenigstens vom Manne bis vor die Höhle geschleppt, und jetzt?)
- um die Kinder aus den gescheiterten ein oder zwei Ehen dürfen sie sich auch noch alleine kümmern
(und sich oftmals auch noch um den Unterhalt mit dem Ex streiten müssen).

Ich denke, Emanzipation kann nicht gegen die Männer funktionieren—denn sonst läuft sie Gefahr, ein genauso widerwärtiges System zu erschaffen wie das, was zuvor existierte – nur mit umgekehrten Vorzeichen.
Emanzipation von den alten Rollen kann nur <u>mit</u> den Männern gelingen- und dazu ist es notwendig, dass Frauen erkennen, dass Männer auch auf ihre Rollen festgelegt wurden, ob es ihnen gefiel oder nicht.
Und die Männer müssen den Mut aufbringen, sich auf ein für sie neues Terrain- das der Emotionen- zu wagen.

Es ist zweifellos mühsam, für beide neue Rollen zu finden, die beiden ganzheitlich gerecht werden- denn dafür gibt es noch keine Vorbilder, aber es ist nach meiner Ansicht der einzig gangbare Weg.

Dazu gehört, dass man zunächst einmal mit sich selbst ehrlich ist (beide, Mann und Frau!)
Das heisst, dass man sich Fragen stellt, wie:
Was wünsche ich mir mit meinem Partner?
Was ist mir wichtig, was ist unentbehrlich, was brauche ich nicht unbedingt?
Was bin ich bereit, zu geben?
Was mache ich gerne, was will ich keinesfalls?
Das geht mit dem Abwasch los und endet bei den erotischen Möglichkeiten im Bett.
Männer und Frauen sollten ehrlich in sich gehen und dann dem anderen mitteilen, was für sie geht und was nicht.

Dabei kann herauskommen, dass so manche Frau (wenn sie einmal die emanzipatorisch angelernten Sprüche hinter sich lässt) sehr viel Spass daran hat, für ihren Liebsten zu kochen oder zu backen, oder auch ihm die Füsse zu massieren.
Es kann aber auch sein, dass der Mann der bessere Koch ist, gerne abwäscht oder bügelt (es sollte nicht wirklich zum Problem werden, wenn er nebenher dabei die Sportschau anschaut, oder?) oder am liebsten mit den Kindern auf dem Fussballplatz oder im Eisstadion spielt, während seine Holde sich um die Konten und die Steuerabrechnung kümmert, weil sie gerne mit Zahlen hantiert.

Der Ausstieg aus den Machtspielchen kann gelingen, wenn wir all die angelernten und per Massenmedien immer wieder transportierten Rollenklischees überwinden und uns unsere eigenen Spielregeln machen.
Denn Zufriedenheit im Leben erwächst daraus, dass ich alle meine Potentiale nutzen kann und mich in möglichst vielen Bereichen meines Lebens echt, wahrhaftig und lebendig fühle.
Genau dann habe ich keinen Grund und keinen Anlass mehr, alles Negative auf meinen Partner projizieren zu müssen. Dann kann ich ihn auch so lassen, wie er ist und Freude daran haben, dass er oder sie mich als Partner gewählt hat und dies jeden Tag aufs Neue bestätigt.

Es gilt auch hier der Satz, den ich in der Praxis fast täglich sage: Der einzige Mensch, für den ich verantwortlich bin, bin ich – und der einzige Mensch, den ich ändern kann, bin auch ich.
Wenn es mir also nicht gelingt, eine Situation dadurch zu verändern, dass ich mich selbst verändere, dann muss ich meine Einstellung zu dieser Situation ändern.
Kann ich das auch nicht, muss ich die Situation beenden – alles andere sind selbst zerstörerische Muster.

Liebe sollte nicht zum Spielchen um Macht verkommen – und auch nicht zum Tauschgeschäft. Liebe kann funktionieren, wenn ich die

Verantwortung für mich übernehme und nicht davon ausgehe, dass mein Partner dazu da ist, mich glücklich zu machen.
Liebe gibt – ohne an die Bedingung geknüpft zu sein, etwas zu bekommen.

Tip für Frauen: Behandeln Sie Ihren Partner als lieben Gast! Erwarten Sie nichts, geben Sie einfach. (das wird zunächst viele Ängste auslösen und Ausbeutungsphantasien aktivieren – aber je mehr Sie die Erfahrung machen werden, dass Sie ohne den Erwartungsdruck viel mehr von Ihrem Partner bekommen werden, desto sicherer werden Sie sein und umso leichter wird es gehen, dieses Verhalten beizubehalten.)

Tip für Männer: Ihre Partnerin ist ein Geschenk des Himmels an Sie. Wissen Sie, was sie sich wünscht und ersehnt? Falls nicht, fragen Sie sie danach – fast alle Frauen freuen sich, wenn ihre Männer mit ihnen reden. Zeigen Sie ihr Ihre Gefühle und teilen auch Sie Ihre Wünsche mit. Offenheit stärkt Ihre Beziehung und Vertrauen verbindet.

Katie

Katies lebhafte, offene und freche Art wirkte wie ein Magnet auf ältere Männer, die sie gerne beobachteten, wenn sie ihre dunklen Haare beim Tanzen wild fliegen liess. Sie brachten ihr alle möglichen Arten des Küssens bei. Dabei lernte Katie, dass ihre Ohren ein hocherotischer Körperteil waren. Wann immer jemand an ihrem Ohrläppchen knabberte oder seine Zunge zart in ihre Ohrmuschel steckte, schossen Blitze in Katies Becken – fast, als gäbe es eine direkte Funkverbindung zwischen Ohr und Unterleib. Dreissig Jahre später las Katie den Begriff „Ohrgasmus“ und sofort war dieses Gefühl wieder da. Aber auch das Hören entdeckte sie- den Zauber der männlichen Stimme, die ihr Nettigkeiten ins Ohr flüsterte oder

ihr heftig ins Ohr atmete oder blies – all dies blieb nicht ohne Auswirkungen auf Katie.
Wenn sie das Timbre einer Stimme nicht bezaubern konnte, hatte auch der Mann, dem diese Stimme gehörte, keine Chance bei Katie. Brachte sie hingegen die Stimme zum Träumen, konnte der Kerl ein Schuft sein, Katie wurde dennoch schwach, so wie im Karneval mit Martin:

Katie war damals Sängerin in der Band, in der Martin Trompete spielte- ein sehr attraktives Instrument in der Zeit, als „Chicago" oder „Blood, Sweat and Tears" mit ihren Bläserarrangements die Hitparaden stürmten. (Bläser als Synonym für die orale Liebe war damals auch sehr im Kommen. Sind Bläser auch gute Liebhaber, oder mögen sie es besonders, wenn man ihnen einen bläst?)
Während des Auftritts hatte Martin die attraktive Katie immer wieder mit Blicken beflirtet und nach dem Job bot er an, sie nach Hause zu bringen.
Auf dem Heimweg spielten seine flinken Finger sehr gekonnt mit Katies Nacken und Ohren, sodass sie mehr als erfreut war, dass er noch mit zu ihr kommen wollte.

Katie war damals noch Jungfrau, aber ein bisschen schmusen wollte sie schon gerne mit ihm.
In ihrem Zimmer legte er sie behutsam auf den weichen Teppich und begann, ihr Gesicht und ihren Hals zu streicheln. Wie leichte Federn spürte sie seine Fingerspitzen auf ihrer Haut und so hatte sie auch keine Einwände, als er ihre Bluse hochschob und ihre Brust umkreiste.
Ihre Nippel standen sofort senkrecht. Martin nahm sie zwischen zwei Finger und begann, sie zart zu drücken und zu drehen.
Katie spürte das Blut in diese Nippel schiessen und wollte vor Entzücken am liebsten laut schreien.
Da presste Martin seine Lippen auf die Nippel und seine Zunge spielte mit der Brust, was Katies Vergnügen nur noch steigerte.

Das Küssen, Beissen und Streicheln führte zu dem ihr schon wohlbekannten Ziehen im Bauch und im Becken – und sie spürte, dass wenn Martin so weitermachte, ihr Kampf um ihre Jungfräulichkeit über kurz oder lang verloren wäre.

Alle Ermahnungen ihrer Mutter dröhnten ihr im Kopf „Du bist doch kein Flittchen!!" – „Mach Dich nicht zum Versuchskarnickel für einen pickeligen Puberkel" – „Keine Mausefalle läuft einer Maus hinterher"... und zusammen mit ihren eigenen Ängsten vor dem entjungfert werden führten diese Gedanken zu einer empfindlichen Abkühlung ihrer Lust.
Sie begann, Martins Hände abzuwehren, was ihm dann auch keinen rechten Spass mehr machte.
Er ging und protzte vor seinen Freunden damit, wie leicht es gewesen sei, Katie „flachzulegen" und dass er sicher mit ihr geschlafen hätte, hätte er nur etwas mehr Zeit gehabt, um sie „weich zu kochen". Das brachte Katie erst recht zum Kochen- vor Rage – und zugleich war dies das Ende dieser Affäre, denn wenn ein Typ das Maul nicht halten konnte, war das für Katie ein unerträglicher Affront gegen ihr Bedürfnis nach Intimität.

Von Maulhelden und anderen Lustkillern

Kürzlich wurde ich beim Skifahren Zeuge einer sehr merkwürdigen Unterhaltung zwischen zwei Freunden, die wie ich auf die Gondel warteten, die sie auf den Berg transportieren sollte.
Der eine berichtete seinem Freund in aller Ausführlichkeit, wie er am Vorabend eine Frau per sms in die Hotelhalle beordert habe. Dort habe er sich mit ihr unterhalten und anschliessend seien die beiden zusammen auf sein Zimmer gegangen. Dort habe er mit ihr „rum gemacht" und dabei festgestellt, dass sie seinem Penis immer wieder ausgewichen sei, so dass er nicht habe in sie eindringen können. Sie habe dann so rumgedruckst, dass sie keine Pille nehme und auch kein Kondom verfügbar habe.
Schlussendlich habe sie ihm dann einen geblasen und er habe seinen Spass gehabt.

Ich stand hinter den beiden in der Liftschlange und musste sehr an mich halten, um nicht in Gedanken nach Alice Schwarzer zu rufen, um ihm „den Schwanz abzuschneiden".
Wie sagte meine Mutter immer so richtig: „Ein Gentleman geniesst und schweigt!"

Die Vorstellung, dass eine meiner Geschlechtsgenossinnen, die sich ihrer Lust auf einen Mann hingegeben hat, auf so eine demütigende und entwürdigende Weise „durchgehechelt" wird von diesen beiden Freunden, hat mir Würgereiz verursacht.
Warum? – fragte ich mich dann anschliessend, hat mich dieses Verhalten so empört?
Einfach weil ich der vielleicht altmodischen Ansicht bin, dass Intimität deshalb so heisst, weil sie die Privatsache zwischen zwei Menschen bleiben sollte.
Wenn der Erzähler sich seiner Männlichkeit so unsicher ist, dass er maulheldisch mit seinen Abenteuern prahlen muss, sollte er einmal darüber nachdenken, als was er sich definiert.

Dauergeiler Hengst, der jede Stute bespringt?
Bübchen, das den Applaus und die Bewunderung seiner Kumpel braucht?
Frauenhasser, der im Pornokino oder im Puff besser aufgehoben wäre als bei einer Frau, die ihm Zuneigung entgegenbringt?

Aber auch über den Freund habe ich mich gewundert.
Ich hätte den Erzähler unterbrochen und ihn darauf hingewiesen, dass das, was er da gerade dabei ist, zu erzählen, doch wohl etwas ist, was nicht für fremde Ohren bestimmt ist.

Ich bin überzeugt davon, dass sich zwischen zwei Menschen mehr abspielt, als alleine das, was in Worte gefasst wird.
Denn auf irgendeine Art wird diese Frau spüren, dass ihre Intimität gestört wurde—und dieser Übergriff oder diese Ungehörigkeit wird etwas in ihrem emotionalen Zustand ändern, selbst dann, wenn ihr das nicht bewusst ist.
Ich bin mir sicher, dass wir alle spüren, ob und wann jemand wirklich loyal mit uns und unseren Gefühlen umgeht und wann nicht.

Aber es sind durchaus nicht nur Männer, die die Gesetze der Intimität verletzen – ich habe auch schon eine Reihe Frauen über die Qualitäten oder mangelnden Qualitäten ihrer Lover sich auslassen hören, wobei ein Satz wie:"So eine starke Erektion habe ich noch nie gespürt!" oder „Jedes Mal habe ich mit ihm etwas ganz spezielles gemacht" nur eines der Beispiele ist.
Als Jugendliche arbeitete ich unter anderem als Ferienjob. am Band in einer Fabrik, aber auch später in den Kliniken konnte ich öfter den Unterhaltungen von Krankenschwestern oder Bandarbeiterinnen zuhören. Immer montags erzählten sich diese Frauen, was ihre Männer oder Freunde am Wochenende wie mit ihnen getrieben hatten – und eine krönte diese Geschichten mit der Aussage, ihr Freund stehe so sehr auf Analverkehr, dass sie fast immer wund sei und manchmal den Stuhl schon nicht mehr halten könne, so sehr nehme er sie her.

Ich kann mich gut erinnern, dass mich diese Aussagen einerseits erschütterten, dazu mischte sich aber auch die Neugier einer Jugendlichen, die unerfahren war und zu gerne einmal aus eigener Anschauung wissen wollte, was es mit der sagenhaften Sexualität so auf sich hat.

Was sich bei mir und vielen anderen Frauen aber gehalten hat, ist mein Unbehagen, wenn ich mir vorstellen müsste, dass das, was ich mit meinem Partner intim mache, in irgendeiner Form an die Öffentlichkeit geriete.
Ein Mann, der seinen Mund nicht halten kann, wäre für mich kein geeigneter Partner.

Weitere Lustkiller für mich sind unangenehmer Körpergeruch, mangelnde Körperpflege, Mundgeruch, Dreitagebärte (Herrschaften, die sind nicht chic, die kratzen nur!!), zerrissene oder angegraute Unterwäsche, schlechte Laune, die am Partner ausgelassen wird, eine lieblose Sprache, Gleichgültigkeit, Mangel an Interesse aneinander, Zeitdruck und manch anderes mehr.
Jeder und jede hat eine Vorstellung davon, was für ihn oder sie die absoluten Lustkiller sind, nur meist versäumen wir, diese unseren Partnern auch mitzuteilen – aus Scham oder Angst, dies könnte den anderen verletzen.
Weil wir eben diese Ehrlichkeit aber nicht aufbringen, verletzen wir uns selbst und unsere seelische Ausgeglichenheit.
Wir haben dann zwar für den Moment den Partner geschont, nur weg ist das Problem damit ja nicht—es wird im Unterbewusstsein weiterwirken und unseren Alltag als Paar vergiften, langsam und schleichend, aber hochwirksam.
Irgend ein schlauer Mensch hat einmal gesagt, dass es nicht die grossen Themen sind, die einer Partnerschaft den Todesstoss versetzen, wie die Diskussion, wo man lebt, ob man Kinder möchte oder nicht, ob man sich beruflich so oder anders verwirklichen möchte, als vielmehr die Mikro-Stressoren wie die ewig unaufge-

räumte Unterwäsche, die Zahnpastatube, die nicht zugeschraubt wird, die Mengen an Tage alten Zeitungen, die überall herumliegen, oder das Geschirr, das im Abfluss steht anstatt in die Spülmaschine geräumt worden zu sein.

Die Liste könnte endlos fortgesetzt werden und ich denke, es gehört zu den elementaren Pflichten jedes Paares, auszuloten, welche Bedingungen unbedingt gegeben sein müssen, dass sich beide wohlig miteinander fühlen.

Banal ausgedrückt ist es nämlich so, dass ein ausgemachter Schlamper und ein Ordnungsfanatiker noch soviel erotische Attraktion füreinander empfinden können- im Alltag wird es bei den beiden wahrscheinlich knallen, weil die Grundkonzepte nicht zusammenstimmen.

Der Satz: "Gegensätze ziehen sich an" – ist sicher richtig, wenn es um die erotische Spannung geht und charakterisiert die aufregende Zeit des Kennenlernens, aber für eine Beziehung, die länger dauern soll, ist es sicher ratsamer, wenn man sich an den Satz hält: "Gleich und gleich gesellt sich gern".

Die sexuelle Lust aufeinander ist von vielen Variablen abhängig. Generell sind Frauen empfindlicher und irritierbarer in ihrer Lust als die mehr optisch orientierten Männer.

Grundsätzlich gilt aber für beide Geschlechter, dass man die Intimität als das ansehen und bewahren sollte, was sie ist: Eine Sache zwischen zwei Menschen, und nichts, was man an die grosse Glocke hängt.

Wenn man sich eine gut aussehende, aufmerksame und wohlriechende Geliebte wünscht, sollte man selbst als Mann auch danach trachten, gut auszusehen, aufmerksam und wohlriechend zu sein.

Denn so wie man in den Wald hineinruft, so schallt es meist zurück!

Intimität und Lust sind fragile Gebilde- gehen Sie sorgsam damit um!

Was Frauen anmacht

Zum Glück habe ich Freundinnen, die mir zuweilen ehrlich und offen „aus dem Nähkästchen plaudern". So bin ich für die Beantwortung dieser Frage nicht nur auf meine eigenen Erfahrungen angewiesen.

Ganz oben auf der Hitliste der erwünschten Männereigenschaften stand bei den Damen, die ich befragen durfte, ein Mann, der hinhört, wenn Frauen ihm etwas berichten- und der sich sinnvollerweise später auch daran erinnert.

So ein Mann signalisiert seiner Partnerin damit, dass er sie wichtig nimmt, dass ihre Aussagen für ihn bedeutsam sind und er sie nicht übergeht.

Des weiteren stand ganz weit oben auf der Hitliste ein Mann, der gut küssen kann, der tanzen kann, der schöne Hände hat, gut riecht, zärtlich ist und eventuell sogar seine Geliebte gerne massiert (und zwar nicht nur an den einschlägig bekannten erogenen Zonen..)

Ein Mann, der Frauenherzen höher schlagen lässt, sollte auch über Humor und ein gutes Körpergefühl verfügen, er sollte durch kleine Gesten signalisieren, dass ihn sein Liebchen nicht nur in der Horizontalen interessiert, sondern sie ihm auch mal einen Anruf zwischendurch wert ist oder ein spontanes Geschenk ausserhalb der einschlägigen Fest- und Feiertage, einfach so!

Was hat Mann sich nun unter diesen doch etwas allgemeiner gehaltenen Wünschen konkret vorzustellen?

<u>Hinhören:</u>

Ganz konkret heisst das, dass Männer, die eine Frau erobern – und vielleicht sogar behalten wollen – gut daran tun, sich wirklich dafür zu interessieren, was im Kopfe dieses Wesens vor sich geht. Natürlich ticken Männer und Frauen nicht gleich- wäre ja auch langweilig auf Dauer- aber: Wenn Mann weiss, was Frau immer wieder beschäftigt und umtreibt, kann Mann seine Liebste in Krisen auch schneller und besser auffangen und ahnt schon, was ihr quer liegen könnte – was bei der De- Eskalation von Krisen Wunder wirken kann.

Gut küssen:

Ich möchte bezüglich des Küssens keine Schulnoten verteilen und auch keine Bewertungen wie beim Eiskunstlauf abgeben, aber die meisten Frauen schätzen es nicht, wenn ihnen eine Zunge zu forsch und schnell weit und heftig in den Hals gerammt wird.

Das mag zwar überbordende Leidenschaft signalisieren, wird von Frauen aber eher als Angriff gewertet und rückt dann ganz in die Nähe von Gewalt.

Gut küssen meint, variantenreich seine Zunge einzusetzen, kitzelnd nur den Mundwinkel zu berühren, quasi nur von Zungenspitze zu Zungenspitze zu flirten, und erst dann, wenn die Dame ihrerseits mutiger wird, seine Exploration auszudehnen.

Gutes Küssen meint auch, dass eine Frau nicht abgeschleckt wird wie von einem Berner Sennenhund, sondern sich die Speichelabsonderung immer noch in Grenzen hält (und wenn das Törtchen noch so lecker ist)

Frauen mögen es auch, wenn sie an den übrigen Hautstellen geküsst werden – allerdings, wenn möglich, ohne „Knutschflecken" – die meisten Damen finden es nicht so prickelnd, wenn sie schon von weitem an lila- blau- grün verfärbten Stellen als das „Beiss- Eigentum" eines bestimmten Herren gebrandmarkt sind.

Auch die Kunst des „French kissing", der oralen Liebe oder wie es im schnöden Fachjargon heisst, des „Cunnilingus" will gelernt sein. Hier gelten im wesentlichen die gleichen Spielregeln wie beim sonstigen Küssen: Bitte vorsichtig beginnen, kein übertriebenes Saugen oder Beissen, die zarten Schleimhäute sind empfindlich und neigen zu Blutergüssen, die ziemlich schmerzhaft und lustfeindlich sind!

Je erregter und „saftiger" eine Geliebte ist, umso intensiver darf geküsst werden – das vaginale Blutpolster ist ein guter Schutz!

Das Lustknöpfchen selbst – Klitoris klingt so klinisch-medizinisch und so wenig nach Lust und Romantik – darf zart umkreist werden, auch gerne mit breiter Zunge abgeschleckt, aber da dieses wonnevolle Organ ja deutlich mehr an sich hat als nur die sichtbare Spitze, ist breitflächige Zuwendung ausdrücklich erwünscht. (Ähnliches gilt ja auch für den männlichen Joystick; der will ja auch nicht nur an der Spitze geküsst werden, oder?)

Tanzen

Dem Tanzen habe ich aus gutem Grunde ein Extrakapitel gewidmet – die sachdienlichen Hinweise sind dort nachzulesen.

Schöne, gepflegte Hände

Ein Mann, der seine Hände pflegt, gut geschnittene Fingernägel sein eigen nennt, keine Trauerränder unter den Nägeln hat und möglichst auch keine abgekauten Nagelhäute, dem unterstellt Frau fast automatisch, dass er genauso liebevoll und hingebungsvoll auch seine intimeren Körperteile pflegt. Zudem ist es ja so, dass die männlichen Hände bei der sexuellen Lust in engen Kontakt mit den weiblichen Schleimhäuten kommen. Schon aus Gründen der Verhinderung lästiger bakterieller oder Pilzinfekte schauen Frauen daher nun einmal den Männern auf diese Werkzeuge, denn den Juckreiz und den Ausfluss müssten sonst hinterher die Frauen erleiden – und behandeln – und das ist nicht so lustig (und auch nicht ganz ungefährlich – denn wenn Infekte zu den Eileitern aufsteigen, kann das enorm schmerzhaft werden und auch das Schwangerwerden erschweren.)
Schöne Hände signalisieren einem weiblichen Gehirn also einen sauberen und wohlriechenden Penis – und das bedeutet Wonne pur!

Gut riechen:

Frauennasen sind empfindlich und sie reagieren prompt auf die Pheromone, die von den männlichen Achseldrüsen abgesondert werden. Diese Duftstoffe sind wundervolle Lustwecker – aber, frisch gewaschen sollte die Achsel sein- und der ganze Kerl dazu, denn wenn

nicht, zersetzen sich diese Duftstoffe und vermischen sich mit den Bakterien der Haut zu einem Mix, der das Riechhirn einer Frau mehr an die Windel eines Babies oder eine überfüllte U- Bahn erinnert als an irgend etwas, das Lust erzeugen könnte.
Es ist lobenswert, dass die Männerwelt in zunehmendem Masse auch Duftwässer verwendet – aber, meine Herren: Nicht alles, was die Werbung als heiss anpreist, passt auch zu Ihrer Haut!
Daher lassen Sie Ihre Liebste schnüffeln, was sie gerne an Ihnen riechen mag und damit ihr Kopfkino aktiviert.

Zärtlich sein:
Einer der Kicks zwischen Männern und Frauen ist im allgemeinen, dass Männer ja körperlich stärker sind – genau das aber in der Erotik nicht gegen die Frauen ausspielen.
Die meisten Frauen erregt es über die Massen, wenn eine starke Männerhand ganz zart über ihre Haut streicht, sodass sich die Härchen aufstellen.
Meine Herren, ob Sie es glauben oder nicht, der Körper einer Frau ist ein Gesamtkunstwerk und es gibt darauf eine Vielzahl an erogenen Zonen – darunter ganz interessante wie die kleine Stelle zwischen der Grosszehe und der zweiten Zehe. Aber auch der Nacken, der gesamte Rücken samt dem Übergang zum Popo, die Innenseiten von Unterschenkeln und Oberschenkeln und der Bauch ist bei den meisten Frauen für Berührung empfänglich.
Und oft macht es eine Frau gerade besonders an, wenn der Geliebte weiss, dass er mit seinen Händen weiter gehen könnte, es dann aber in der Situation (noch) nicht tut, sondern dort noch verweilt, wo er gerade beschäftigt ist. Dieses „Rösten auf kleiner Flamme“ ist ein erotischer Kick der Sonderklasse, das dürfen Sie mir glauben.

Massieren:
An anderer Stelle bin ich schon einmal darauf eingegangen, dass Berührung und Massage ein Lebenselixier ist und nachweislich das Immunsystem stärkt.

Menschen verfügen automatisch über die Kenntnis von Massage- und jeder Mensch, der einem anderen tröstend über das Haar streicht oder einen anderen in den Arm nimmt, wendet Massage an- oft, ohne sich dessen bewusst zu sein.
Mann muss also nicht extra einen Massagekurs besuchen, um seine Partnerin massieren zu können – ein wenig Zeit, guter Wille und ein wohlriechendes Öl genügt schon und es kann losgehen.
Mann kann an den Füssen beginnen, jeden Zeh einzeln kneten, walken, in die Länge ziehen und dehnen, aber auch die Fuss- Sohle, die Ferse oder die Knöchel mögen es, massiert und beachtet zu werden.
Ganz hübsch ist es auch, wenn ein Paar einander gegenseitig die Füsse massiert- es gelingt meist, dabei herrlich vom Alltag abzuschalten! Wenn man dann schon in der Berührung ist, ergibt sich häufig die Lust aufeinander ganz von selbst.
Ein Mann, der seiner Partnerin die Füsse massiert, signalisiert ihr dabei aber auch wortlos, dass er anerkennt, wie oft sie für ihn „herumrennt“ und Dinge für ihn und die Familie erledigt. Schon in der Bibel hat es eine ganz spezielle Bedeutung, wenn Maria Magdalena die Füsse von Jesus mit einem teuren Öl massiert – auch mit umgekehrten Rollen kann es etwas sehr Spezielles sein und den Auftakt zu mehr lustvollem Tun bilden.

Humor:
Viele Härten des Alltags lassen sich durch Humor und Lachen entschärfen.
Das Lachen setzt Glückshormone frei und schafft Bindung – das ist gerade bei Paaren wichtig, die miteinander in Harmonie alt werden wollen. Gemeinsam albern sein zu können und sich über die gleichen Sachen amüsieren zu können, ist beglückend und wohltuend.
Ganz besonders verbindend ist es, wenn ein Paar auch beim Sex und beim Schmusen miteinander lachen kann und begreift, dass Erotik nicht bierernst betrieben werden muss.
Auch und gerade im Bett sollte gelacht und gealbert werden dürfen – bedenken Sie: Sie legen die Spielregeln auf Ihrer Insel fern des

Alltags fest – gestalten Sie Ihre Insel so, dass Sie sich dort wohl fühlen!

Gutes Körpergefühl:

Nur ein Mensch, der sich in seiner eigenen Haut wohl fühlt, kann sich unbefangen auf einen anderen Menschen zu bewegen. Erst wenn ich mich mit mir selbst versöhnt habe und mich so akzeptiere, wie ich bin, kann ich dieses positive Grundgefühl auch auf meinen Partner ausstrahlen.
Machen Sie einmal die Probe aufs Exempel:
Stellen Sie sich nackt vor einen grossen Spiegel und schauen Sie sich an- von oben bis unten.
Und dann bewegen Sie sich – in alle Richtungen, betrachten Sie sich so, wie Ihr Partner Sie beim Sex eben auch sehen kann und wird.
Was, Sie machen es nur im Dunkeln?
Ja, bitte, warum?
Graut Ihnen vor sich selbst?
Falls ja, denken Sie einmal darüber nach, was Sie damit als wortlose Botschaft Ihrem Partner vermitteln?
Betrachten Sie ganz gezielt die Partien Ihres Körpers, die Ihnen nicht ganz perfekt erscheinen.
Gibt es Möglichkeiten der Verbesserung?
Oft hilft schon ein klein wenig mehr an Sport und Bewegung, um die Konturen zu straffen und sich selbst damit ein besseres und angenehmeres Körpergefühl zu verschaffen.
Glauben Sie mir, ein Mensch, der sich selbst mag, wird auch von anderen gemocht- denn das strahlt er oder sie aus.
Und nur, wer zunächst sich selbst mag und damit mit sich selbst auch liebevoller und anerkennender umgeht, kann auch einen anderen Menschen lieben.
Wenn ich mich selbst nicht mag, wie kann ich erwarten, dass mich ein anderer mag oder gar liebt – wenn genau das noch nicht einmal mir selbst gelingt?

Wenn aus Ihrem Sex nicht „Kampf und Krampf" werden soll, beginnen Sie mit sich selbst.
Entdecken Sie Ihren Körper, finden Sie heraus, was Ihnen gut tut – egal, ob Mann oder Frau – Ihre individuellen „Lustpunkte" könnten ganz andere sein als die in den üblichen Filmen.
Erkunden Sie- denn alles, was Sie über sich wissen, könnten Sie Ihrem Partner mitteilen- dann haben Sie beide etwas davon!!

Spontane Geschenke:
Abgesehen davon, dass jeder Partner eigentlich täglich ein Geschenk des Himmels ist, das wir weder verdient haben noch auf das wir einen Anspruch haben, gibt es doch den Wunsch der meisten Menschen, ab und an etwas geschenkt zu bekommen, damit wir uns geliebt und anerkannt fühlen.
Ich weiss, dass es vielen Männern ausgesprochen lästig ist, ihren Frauen und Partnerinnen zum Geburtstag oder zu Weihnachten etwas schenken zu müssen – sei es, weil sie nicht wissen, was ihre Frauen sich wünschen, sei es, weil sie in der Vergangenheit für ihre Geschenke nicht genügend gewürdigt wurden, sei es, weil sie aus Familien stammen, in denen Schenken als unerwünschter Luxus galt und nicht geübt wurde – was auch immer die Hintergründe sein mögen- vielen Männern ist der Geschenkzwang ein Graus.
Aber wie wäre es damit, meine Herren?
Wenn Sie unterwegs sind und sehen ein hübsches T- Shirt, das Ihnen an Ihrer Geliebten gefallen würde- warum nehmen Sie es nicht mit?
Oder aber sie ist unterwegs und Sie daheim. Warum schreiben Sie ihr nicht einen kleinen Zettel, den sie dann im Bad oder im Zimmer findet, auf dem steht, wie sehr Sie SIE lieben und sich freuen, dass es SIE gibt? (Meine Damen, umgekehrt gelten diese Tips auch!!)
Oder Sie sind gemeinsam beim Einkauf und sehen diese entzückende Lampe, die Ihnen beiden schon so lange gefällt. Warum schenken Sie einander dieses Teil nicht, einfach so, ohne Anlass und nur aus dem Grund, einander eine Freude zu machen?
Gleiches gilt für spontane Einladungen zu einem romantischen

Abendessen, einem Wochenendurlaub im Wellness- Hotel oder dem Gutschein für einen Musicalbesuch – all diese Geschenke können einfach so erfolgen und haben dann oft einen sehr viel grösseren „Freude- Effekt“, weil Ihr Partner nun gerade heute nicht damit gerechnet hat.

Anders lautenden Gerüchten zum Trotz ist es nicht der grosse Schwanz, der Frauen anmacht, auch nicht der Porsche oder der dicke Geldbeutel (obwohl diese Attribute eines Mannes sicherlich auch nicht verachtet werden) – aber das, was Frauen wirklich begeistert, ist meist subtilerer Natur – und nicht wirklich schwer zu erfüllen.
Männer müssten dazu nur ihre innere „Anima“ – den weiblichen Anteil in ihnen zu Rate ziehen- und gelegentlich auch einmal ihre Frauen oder Freundinnen fragen.
Nach der ersten Verblüffung darüber, wirklich einmal gefragt zu werden, kommen sicherlich die Antworten – sofern es den Männern gelingt, diese erst einmal kommentarlos zur Kenntnis zu nehmen – es geht ja nicht darum, diese auch gleich alle zu erfüllen!!!

Die Trauminsel

Es war einmal vor vielen, vielen Jahren, da wurde ein wunderschönes Mädchen geboren.
Doch wie es sich auch anstrengte, es wurde nicht gesehen.
Vater und Mutter drückten und herzten es, doch das Kleine spürte, dass es selbst nicht gemeint war.
Es wurde groß und still und strengte sich unendlich an.
Aber das, was es sich so sehnlichst wünschte, wurde ihm nicht geschenkt.
Da beschloss das Mädchen nicht länger brav zu sein und begann zu rebellieren. Es stellte einiges an, jedes Mal wurde es beschwichtigt:

„Um des lieben Friedens willen, gib nach, hör auf, stimme zu!“ Was es auch anstellte, es wurde nicht beachtet.
So träumte sich das Mädchen eine Insel herbei. In all ihren Träumen sah sie das geliebte Eiland vor sich, aber der wirkliche Ein-Ausgang, um auf die Insel zu gelangen, fehlte ihr.
Nur in ihren Träumen konnte sie die Insel betreten.
So ging das Mädchen durch ihr Leben, wurde älter, und eines Tages, sie war schon nicht mehr die Jüngste, lernte sie die Liebe kennen.
Der Wunschprinz stand vor ihr, er verkörperte alles, was sie sich sehnsüchtig gewünscht hatte. Er war groß und stark, mutig, liebevoll und auch ein wenig hilfebedürftig. Der Prinz suchte Liebe und Halt bei ihr, alles konnte und wollte sie ihm geben. So wurde aus der Prinzessin eine Königin.
Eine Königin des Herzens, der Liebe, des Haushalts, des Gartens und auch noch der Arbeit. Denn leider war das Königreich ihres Prinzen nicht so groß, sodass die Königin kräftig mitarbeiten musste.
Unser Königspaar lebte glücklich und zufrieden, und nach ein paar Jahren bekamen sie zwei wunderbare Prinzessinnen, eine hübscher als die andere.
Doch dann gab es heftige Stürme in dem kleinen Königreich.
Die Königin wurde immer kraftloser. Sie konnte den geforderten Halt nicht mehr geben und der König schaute sich nach Gespielinnen um.
Also machte es die Königin wie früher die Prinzessin. Sie zog sich zurück, innen wie außen. Sie träumte sich auf ihre TraumInsel, dort ging es ihr gut und sie fühlte den Schmerz nicht mehr.
Der böse Drache hielt im Hause König Einzug.
Eine heimliche List der bösen Königin.
Um nicht erkannt zu werden, denn er wollte die gute Königin ja fressen, verwandelte er sich in einen Krebs und zog allmählich in ihren Körper ein. Langsam wurde die Königin schwächer –
Sie träumte sich immer öfter weg auf ihre TraumInsel.

Als die Bader, nachdem sie ihr das böse Geschwulst entfernt hatten, ihr sagten, dass ihr Leben nur noch 18 Monate währen sollte, war es ihr recht.
Sie beschloss, als wahre Königin zu sterben.
Vorher wollte sie aber ihren Tod kennen lernen.
Was sie fand, überraschte sie sehr.
Sie tanzte mit ihrem Tod auf einem großen Ball. Sie tanzte sich ihre Füße wund, ihr Körper schmerzte höllisch, aber sie blieb! Denn beim Tanz in seinem Arm erinnerte sie sich wieder an ihre Stärke- an ihren starken Löwen in sich.
An ihre Freude, an ihre Engel, an ihre innere Frau.
Sie tanzte sich nicht mehr auf ihre TraumInsel!
Sie lernte den Tod zu lieben, sagte ja zu ihm. So ging es plötzlich ganz leicht, auch zu ihrem Leben, so wie es war, ja zu sagen.
Sie tat es, wie es sich einer Königin geziemt.
Sie löste ihren Hofstaat auf und gab sich Zeit für ihre Entwicklung.
Sie hatte sich ein feines Netz mit guten Freundinnen gesponnen, das sie auffing und das sie gebrauchte, nicht nur wenn sie strauchelte, oder die Schmerzen sie übermannten.
Sie besuchte eine in jeder Beziehung hilfreiche Weiterbildung, kümmerte sich um Schulkinder, vornehmlich gut um ihre Prinzessinnen, liebte das Leben, fand immer etwas Positives in allem und handelte.
Sie flocht sich eine Strickleiter für ihre Trauminsel und besuchte sie nun offiziell.
Immer wenn sie das Bedürfnis nach Eigenem, nach Stille hatte. Sie pflegte dort ihren Garten- jetzt ohne Zaun- und freute sich an allem Schönen. Auch an dem Schweren, der Arbeit, der Verantwortung. Sie nahm alles.
Sie erholte sich, bis sie ihre Mitte wieder fühlte- und der Schmerz nicht mehr wichtig war.
Danach kletterte sie die Hängeleiter wieder hinunter, mitten in ihr Leben.
Es wurde leicht für sie und auch schwer, ihre TraumInsel zu verlassen -

Und da sie sich mit sich sicherer fühlte, lebte sie sich langsam aber sicher wieder in ihre LebensInsel hinein.

Und wenn sie nicht gestorben ist,
lebt sie noch heute mit Freude auf ihrer LebensInsel,
erweitert ihre Handlungsmöglichkeiten und fördert ihre Fähigkeiten.

Wenn die Charaktere nicht zusammen passen

Jeder Mensch kommt mit einer ganz bestimmten Wesensart auf die Welt, die anschliessend durch die Erziehung und das soziale Umfeld noch geformt und modifiziert wird.
Unser ganzes Leben lang begegnen uns immer wieder Menschen beiderlei Geschlechtes, die wir auf Anhieb mögen, genauso, wie es immer wieder auch Zeitgenossen gibt, denen man am liebsten ständig widersprechen möchte, und sei es nur, wenn sie einem einen guten Morgen wünschen.
Woher kommt es, dass wir die einen riechen können und die anderen nicht?
Was steuert unsere Sympathien und unsere Antipathien?
Jahrelang war ich nur bestürzt und traurig, wenn wieder einmal eine Beziehung in die Brüche ging, oder ich mich ums Verrecken nicht für einen Bewunderer und Verehrer begeistern konnte.
Damals meinte ich, es läge an meiner mangelnden Beziehungsfähigkeit. Heute weiss ich, dass es einfach eine Unvereinbarkeit der Charaktere war, die mich scheitern liess.

Daher war es für mich eine Offenbarung, als ich vor einigen Jahren intensiv begann, mich mit den Charaktertypen und ihren Eigenheiten zu befassen.
Schon die Ärzte der Antike hatten die Charaktere gekannt, sie nannten sie damals Temperamente und unterschieden vier Grundarten:
Den Melancholiker – den die schwarze Galle am Leben leiden liess.
Den Choleriker – dem oft die Galle übergelaufen ist.
Den Phlegmatiker – dessen Schleim zäh war und der empfindliche Schleimhäute hat.
Den Sanguiniker – dessen Blut oft überschäumt und der zu extremer Hitze neigt.

Diesen vier Wesensarten bin ich dann bei der Lektüre von Fritz Riemann`s „Grundformen der Angst“ wieder begegnet.

Er nannte diese Typen jedoch
Den Schizoiden – der enge Bindungen scheut.
Den Depressiven – der nicht gerne alleine ist.
Den Zwanghaften – der keine Veränderungen in seinem Leben mag.
Den Hysteriker – der sich nur ungern festlegt.

Inzwischen habe ich mit der Methode der PSE (Psychosomatische Energetik), mit der ich meinen beruflichen Alltag bestreite, hunderte von Patienten getestet und dabei viel über diese Charaktertypen gelernt.
Weil alle oben genannten Begriffe auch etwas Negatives und vielleicht sogar Anstössiges an sich haben, habe ich mir angewöhnt, meine Patienten in der Praxis wie folgt zu benennen:
Den Unabhängigen, Unbeirrbaren
Den Fürsorglichen, sozial Integrierenden
Den Perfektionisten, Beständigen
Den Lebensfreudigen, Vielseitigen

Die Kenntnis des eigenen Charaktertyps ist schon einmal enorm wichtig, um sich selbst und seine eigenen Macken besser verstehen zu können- damit man nachsichtiger mit sich selbst umgehen lernt, noch viel wichtiger für ein harmonisches Zusammenleben ist es jedoch, etwas über den Charaktertyp seines Partners zu wissen.

Denn es gibt leider gewisse Typen, die sehr grosse Mühe haben, miteinander auszukommen – weil sie einfach zu unterschiedlich sind und nicht zusammen harmonieren.

Ich möchte kurz skizzieren, wer mit wem gut kann und mit wem nicht:

Grundsätzlich können der ***Unabhängige*** (Schizoide, Melancholiker) und der ***Fürsorgliche*** (Depressive, Choleriker) wunderbar miteinander, weil sie beide etwas voneinander lernen können. Ist also Liebe im Spiel, können sie im besten Falle beide „runder“ werden.

Der oft etwas arrogant und unnahbar wirkende Schizoide, der oft nur sich und seinem klugen Kopf vertraut, kann durch die warme und emotionale Art des Depressiven weicher werden, während der oft zu gefühlvolle Choleriker vom klaren und strategisch denkenden Melancholiker zu mehr Eigenständigkeit erzogen wird.
Da beide in ihrem Wesenskern keine Egoisten sind, sondern ihre Verpflichtung für die Gesellschaft und das Gemeinwesen spüren, können sie in der Arbeit für andere noch einmal zusammenwachsen.
Wenn sie über einen gemeinsamen Beruf oder gemeinsame Hobbies ihrer beider positive Eigenschaften zur Geltung bringen können, können diese beiden zusammen vieles bewegen.

Die zweite gute und oftmals harmonische Paarung ist die zwischen dem ***Lebensfreudigen*** (Hysteriker, Sanguiniker) und dem ***Perfektionisten*** (Zwanghaften, Phlegmatiker).
Der erstgenannte, der vor Ideen und Spontaneität übersprüht, jedoch oft Mühe mit seinem Geld und seinem Zeitmanagement hat und zuweilen auch Ordnung und Pünktlichkeit vermissen lässt, hat im Zwanghaften den idealen Konterpart, von dessen Akribie und Ordnungsliebe er sich eine gute Scheibe abschneiden kann.
Umgekehrt wird er den etwas rigiden Perfektionisten die Leichtigkeit des Seins lehren können, das lockere Spiel von „nobody is perfect“ und „Mut zur Lücke“.
So können auch diese beiden im jeweils anderen ihre bessere Hälfte erkennen lernen und Freude miteinander haben.
Vom Wesenskern sind beide so gestrickt, dass sie sich in den Mittelpunkt ihrer Existenz stellen. Erst an zweiter Stelle kommen die anderen oder die Allgemeinheit.

Gerät hingegen ein ***Unabhängiger*** an einen ***Lebenslustigen***, so werden nach der anfänglichen erotischen Attraktion sehr schnell die unterschiedlichen Lebensentwürfe aufeinanderprallen.
Sieht und betrachtet der Lebenslustige das Leben primär einmal als ein ständiges Fest und eine Veranstaltung, aus der man möglichst viel Spass und Vergnügen ziehen sollte, trifft diese Haltung beim

Melancholiker auf völliges Unverständnis. Seine Auffassung vom Leben ist die einer ziemlich ernsten Veranstaltung, in der es immer um „Sein oder Nicht- Sein“ geht.
Man kann sich unschwer vorstellen, dass diese Unterschiede in zentralen Fragen der eigenen Existenz nicht gerade die ideale Grundlage für ein gemeinsames Leben bilden.
Daher enden solche Partnerschaften auch meist mit einer Trennung.

Nicht besser ergeht es einem ***Depressiven*** in der Begegnung mit einem ***Perfektionisten.***
Während der eine vor allem darauf bedacht ist, dass es seinem Umfeld gut geht, achtet der andere penibel darauf, dass nur seine heilige Ordnung nicht gestört wird.
Der Perfektionist ist auf Beständigkeit aus, während der sozial verbindende und verbindliche Choleriker seine Lebensfreude eher aus dem geselligen Miteinander zieht – auch wenn dadurch einmal eine Tasse zu Bruch geht, oder die Küche aussieht wie ein Schlachtfeld – Hauptsache, die Freunde hatten Spass zusammen.
Der Depressive wird sich durch die Behäbigkeit des Phlegmatikers beengt und eingesperrt fühlen, während dieser die saloppe Art des Cholerikers als schlampig und unordentlich bezeichnet und sich davon abgestossen fühlt.
Darum ist auch diesen Partnerschaften oft keine lange Zukunft beschert.

Ich behaupte nicht, dass die „unverträglichen“ Charaktere immer mit einer Scheidung enden, aber es ist häufig so.
Andererseits sollte jeder Mensch, wenn er seine angeborenen Schwachpunkte erst einmal erkannt hat, an sich arbeiten und sich bemühen, seine unangenehmen Verhaltensweisen möglichst abzuschleifen, ob mit oder ohne Partner.

Fatalerweise ist es aber oft so, dass der Partner in uns genau die Dinge triggert, die wir an uns und auch an anderen nicht leiden können. Dadurch, dass er uns unsere Schwächen spiegelt, wird er auch häufig zur Projektionsfläche und zur Zielscheibe unserer Aggression, die „eigentlich“ unserem eigenen inneren Schweinehund gelten sollte.

Wenn man dann nicht sehr aufpasst, endet man damit, dass man den Partner beschimpft – wo doch die Quelle des Unmuts im eigenen Inneren sitzt.
Oder wie es das Sprichwort so schön sagt: „Wenn Du mit einem Finger auf einen anderen zeigst, deuten mindestens drei Finger zurück auf Dich!“

Menschen sind von ihrem Wesenskern verschieden. Daher kann man nicht alle Menschen gleichermassen mögen und sich ihnen nahe und verbunden fühlen. Das Wissen um die eigene Charakterstruktur hilft uns aber, uns selbst besser kennen zu lernen und zu verstehen. Dieses Wissen hilft uns auch, den Partner besser zu verstehen und zu erkennen, dass er manche Dinge einfach so macht, weil er oder sie so ist- und nicht, um uns zu ärgern.
Auf unserem Weg durch das Leben sollten wir uns zudem bemühen, allmählich die positiven Charaktereigenschaften aller vier Wesenstypen in uns zu entwickeln, um immer runder und ausgeglichener zu werden.
Wir sollten anstreben, unabhängig und zugleich empathisch und mitfühlend zu werden, dazu noch ordentlich und verlässlich, aber auch charmant und vielseitig interessiert.
Dadurch können wir nach und nach immer mehr Menschen verstehen lernen und als „Allrounder“ gut mit ihnen auskommen.

Martin:

An Frauen mag ich nicht, wenn die zu lähmend devot sind oder mich zu sehr bemuttern.
Ich möchte nicht schleichend entmündigt werden.
Wenn eine Frau ständig kokettiert und dies als Machtinstrument verwendet, finde ich das extrem mühsam. Frauen, die sehr sprunghaft sind, mag ich auch nicht – zuverlässig sollten sie schon sein.
Weil Frauen mehr auf Aussenreaktionen gepolt sind, sind sie selbstkritischer, aber auch eitler und wollen ständig wissen, dass sie die schönsten im ganzen Land sind.
Dass das Flirten bei Frauen oft als Spiel betrachtet wird und sie mich dann abfahren lassen, macht mir eine doppelte Beschämung.
Wenn mich Frauen auf ihre Einkaufstouren mitschleppen, macht mir das Stress, denn was immer ich sage als Kommentar zum neuesten Kleid oder den Schuhen, kann in die falsche Kehle geraten und zum Streit führen.

Vom Geben und Nehmen und Belastungsbalancen

Ein besonders heikles Kapitel in einer Zweierbeziehung ist stets, wer mehr gibt und wer mehr nimmt. In Frauengesprächen habe ich oft den Eindruck, dass sich die Frauen – aus Gründen, die ich später noch etwas beleuchten möchte- im allgemeinen für die Nettozahlerinnen in ihren Beziehungen halten.
Aber ist das wirklich so?
Und was wird hier gemessen?
Was wird unterschlagen oder vergessen?
Es geht primär ja darum, ob Geben und Nehmen ausgewogen auf beide Partner verteilt ist – oder ob der eine oder die andere mehr und mehr der Meinung ist, diese Balance sei gestört, was Frustration, Verärgerung und inneren Rückzug zur Folge haben kann.

Worum geht es im einzelnen?
In Auseinandersetzungen hört man öfter den Satz: „Ich habe Dir die besten Jahre meines Lebens gegeben- und was habe ich bekommen? -- Nichts"
Die besten Jahre einer Frau bedeuten in diesem Kontext die Jahre körperlicher Attraktivität, die Jahre, in denen das Gewebe am straffsten, die Figur am knackigsten und die Aussichten auf dem „Markt" die Erfolg versprechendsten sind. Frauen traditioneller Prägung erleben zudem ihre Gebärfähigkeit als grosses Kapital. Je näher sie also den Wechseljahren kommen, desto eher sehen sie ihre Felle davonschwimmen – nach dem Motto, wer will schon eine alte Kuh?

Aber, meine Damen- geht es wirklich nur darum, Kinder zu bekommen?
Warum definieren wir unseren Wert als Frau so eng über das körperliche Erscheinungsbild?
Wenn ich diese Logik bis an ihr absurdes Ende verfolge, dann müssten sich alle Frauen jenseits der 60 entweder erschiessen, liften

lassen oder diesen Planeten verlassen – denn Vermehrung ist bis dahin definitiv nicht mehr möglich, (sieht man einmal von diesen albernen Leihmutter – im Grossmutteralter- Geschichten ab, die in Italien Furore gemacht haben) – und Falten hat bis dahin auch jede Frau.
Nur, geht es wirklich darum?
Was ich eher vermute, ist, dass Frauen wie Männer ab einem bestimmten Alter einfach müde sind, noch einmal mit einer Balz zu beginnen – zumindest in der Form, wie sie es in jungen Jahren veranstaltet haben.
Ab dem mittleren Lebensalter sollte es nicht mehr darum gehen, dass man sich und einem Partner etwas beweisen muss – geht es aber darum, einen neuen Partner zu finden und für sich zu begeistern, kommt man offenbar um ein gewisses Mass an „Show" nicht herum.

Wenn nun eine Beziehung gescheitert ist, liegt bei den meisten Menschen das Selbstwertgefühl zumindest zeitweilig am Boden - sicher nicht der optimale Zeitpunkt, um auf Partnersuche zu gehen. (aber häufig genug geschieht genau das—und dann sind weitere Katastrophen fast schon vorprogrammiert).

Was wäre zu tun?
Wenn eine Beziehung zu Ende ist, sollten die ehemaligen Partner in sich gehen und für sich selbst Bilanz ziehen- ehrlich, offen und ohne Schuldzuweisungen an den jeweils anderen.
Denn so wie immer zwei dazugehören, um ein Paar zu bilden, so gehören auch immer zwei dazu, zu scheitern als Paar.
Oder wie meine lebenskluge schwäbische Mutter zu sagen pflegt: „Der eine hat`s Schüssele verbroche und der andere `s Häfele".
Bei dieser inneren Einkehr sollte man sich das anschauen, was man selbst dazu beigetragen hat, die Beziehung an die Wand zu fahren.
Sicherlich, das ist nicht angenehm und trägt auch nicht dazu bei, dass man sich innerlich wieder aufrichtet- aber diese Bilanz ist ab-

solut notwendig, um sich über seine eigenen subtilen Boykottmanöver klar zu werden und sie in Zukunft zu vermeiden.
Solange ich nämlich nicht ahne, was mich innerlich immer wieder dazu bringt, mich negativ und einer guten Beziehung abträglich zu verhalten, solange werde ich immer wieder Gefahr laufen, dass ich den selben Fehler immer und immer wieder mache.

Daher ist es auch vor Beginn einer neuen Beziehung ungeheuer nützlich, sich Gedanken darüber zu machen, was ich eigentlich will, brauche und für wichtig halte.
Mit einem potentiellen neuen Partner sollten diese wichtigen Punkte auch besprochen werden, bevor ich mich auf eine engere Beziehung einlasse – damit wäre bereits im Vorfeld viel Konfliktstoff beseitigt.

Was ist nun die „Währung“, die in Beziehungen gehandelt wird?
Frauen glauben im allgemeinen, dass sie die einzigen sind, die sich um die Beziehung kümmern, indem sie Zärtlichkeit, Berührung, Aufmerksamkeit und die Sorge um Haus, Hof und Kinder einbringen.
Frauen denken daran, einzukaufen, damit der Mann und die Brut nicht Hunger leiden müssen, sie kümmern sich um Bekleidung, Schulhefte, organisieren den Sportunterricht und die Freizeitaktivitäten der Kinder, buchen den Urlaub, verwalten die Finanzen, säen Blumen, Kräuter im Garten und auf der Fensterbank, basteln Dekorationsobjekte für die Wohnung, bügeln, waschen und nähen.

Kurzum, Frauen meinen, das wäre alles, was die Beziehung am Laufen hält.

Ich muss zugeben, dass ich früher auch so gedacht habe- es ist ja auch zu verführerisch, zu meinen, man selbst habe das beste Pfund zum Wuchern.
Eines Tages las ich dann, dass die meisten technischen Erfindungen von Männern gemacht wurden, desgleichen die meisten Haushaltsgeräte, die den Hausfrauen ihr Dasein erleichtern.

Diesen Männern ging es darum, etwas für ihre Beziehung zu tun und tätig ihr Interesse an ihrer Partnerin zum Ausdruck zu bringen—nur eben ganz anders, als dies frau erwartet.
Männer arbeiten und werken also, um ihren Frauen einen Freude zu machen, um sie zu beeindrucken und ihre Bewunderung zu erlangen – und was bekommen sie?
Vorwürfe, weil sie angeblich Arbeitssüchtige seien, innerlich abwesend und an ihren Partnerinnen nicht interessiert.

Kann es sein, dass einfach der Erwartungshorizont von Frauen und Männern total unterschiedlich ist?

Wenn aber Frauen als die Beziehungsprofis angesehen werden und ihre Massstäbe als die einzig richtigen betrachtet werden, dann ist klar, dass das, was Männer in die Beziehungen einbringen, entweder nicht gesehen oder nicht angemessen bewertet wird.
Denn wo steht geschrieben, dass es nichts wert ist, wenn man(n) sich täglich im rauhen Geschäftsleben bewährt, sich mit misslaunigen Vorgesetzten, ehrgeizigen Konkurrenten oder neidischen Kollegen auseinandersetzt und dafür Geld nach Hause bringt, das Frau und Kinder ernährt?
Männer tun aber noch mehr: Sie bedienen den Rasenmäher, sie reparieren Defekte im Haushalt, kümmern sich ums Auto, installieren die Computer, die Stereoanlage und den Videorecorder, hacken Holz, graben den Garten um, fällen Bäume, schneiden Hecken, manche bauen sogar Garagen oder rammen Stützmauern in die Landschaft.
All dies tun sie nicht (nur) für ihr eigenes Gaudium, sondern um ihren Beitrag für die Beziehung zu leisten.
Blöde wird es nur, wenn die Gattin statt eines Gartenhauses lieber eine Nackenmassage gehabt hätte, statt des gemähten Rasens lieber einen grossen Strauss Blumen und ein lauschiges Abendessen bei Kerzenschein mit anschliessendem Tanz unter dem Mondlicht.

Dann ist Enttäuschung vorprogrammiert – weil sich beide getäuscht haben in Bezug auf das, was dem anderen vorgeblich Freude machen könnte.

Mädels, den meisten Männern macht es eben keine Freude, lange und hingebungsvoll die Füsse gekrault zu bekommen, die meisten Männer würden in dieser Zeit lieber den Abfahrtslauf im Fernsehen anschauen.
Wenn aber schon Berührung in der Intimzone, dann richtig zur Sache, Schätzchen, nicht nur Kuscheln, bitte keinen Blümchensex, sondern richtige Aktion.

Und so bitter es für manche Lady klingen mag, Männer haben auch noch andere Interessen als immer nur Euch, Mädels!!
Sie gehen im allgemeinen mal gerne ein Bier mit anderen Männern trinken, oder sie spielen stundenlang an ihrem Computer, basteln an den Fernbedienungen ihrer Modellautos, lösen komplizierte Probleme, die bevorzugt mit Technik zu tun haben – aber ob Ihr es glaubt oder nicht, sie sind glücklich dabei.
Die Vorstellung eines schönen Abends kann bei Männern durchaus sein, drei bis fünf Stunden mit den Kumpels beim Skat zu sitzen, Bier oder Wein dazu zu trinken und sich neben dem Spiel eben so gut wie gar nicht zu unterhalten.
Was jede Frau entsetzen oder im weniger schlimmen Fall zumindest langweilen würde, ist für Männer toll und fein.
Es wäre nützlich, wenn Frauen begreifen könnten, dass Männer einfach anders ticken als Frauen- dass dies aber kein Zeichen von Verblödung ist, sondern lediglich Ausdruck ihrer Andersartigkeit.

Im Falle einer Beziehung, in der beide berufstätig sind – ob mit oder ohne Kinder, gelten in heutiger Zeit andere Spielregeln – hier sollten die Pflichten im gemeinsamen Haushalt demokratisch verteilt werden.

Ich plädiere dafür, dass beide Partner dabei das tun, was sie gerne machen und was ihnen liegt.
Wenn der Mann keine Lust hat, die Wäsche zu sortieren und zu waschen, dafür aber gerne und gut kocht, sollte frau ihn das auch bitte tun lassen- und sich dann nicht alle Nase lang einmischen.
Ist die Küche sein Territorium, gilt es das dann auch zu respektieren – allenfalls darf eine Frau dann auf Zuruf Hilfsarbeiten verrichten.
Einkaufen kann man per Liste oder gemeinsam, und wenn keiner der beiden gerne bügelt oder das Klo putzt, wird es in vielen Fällen bei zwei Gehältern möglich sein, für derlei Arbeiten eine Putzhilfe zu beschäftigen.
Damit wird Streitigkeiten aus dem Wege gegangen und es bleibt mehr Zeit füreinander.

Sind kleine Kinder zu betreuen, trifft es oft die Frau- egal, wie gut und interessant ihr Beruf ist- sie wird eine Zeitlang zuhause bleiben müssen oder wollen.
Für diese Phasen sollte darauf geachtet werden, dass es einen Ausgleich in anderer Form gibt: Sei es, dass der Mann dann am Wochenende seiner Frau eine „Auszeit“ für Frisör, Kosmetikerin oder einen Bummel mit den Freundinnen ermöglicht, indem er die Kinder betreut, sei es, dass ein Babysitter angeheuert wird, damit das Paar auch einmal ein paar Stunden für sich hat, um chic essen gehen zu können oder „um die Häuser zu ziehen“, wie in jungen Jahren.
Diese „Inseln“, die sich das Paar schafft, nur für sich und ohne Störungen von aussen, helfen mit, dass man auch die Alltagsbelastungen leichter erträgt und gemeinsam durchsteht.
Diese Ideen sind so trivial und eigentlich einfach umzusetzen, dass ich mich schon wundere, warum sie nicht von jedem Paar angewandt und befolgt werden.
Ich vermute, dass der „Alltag“ soviel Energie frisst, dass zum Erwägen von gangbaren Alternativen oft keine Zeit und keine Energie mehr bleibt und man stattdessen einfach so vor sich hinwurstelt.
Dazu kommt, dass häufig über Frustration und Wünsche nicht gesprochen wird (dazu noch mehr in einem eigenen Kapitel) und vor

allem bei Frauen beobachte ich eine eigenartige Form von innerer Buchhaltung, in der alle Vergehen und Versäumnisse des Partners akribisch verzeichnet werden und mit entsprechenden Strafen belegt werden.
Er wundert sich dann oft nur, warum seine Frau so kühl und abweisend ist – wenn er sie aber fragt, antwortet sie, „nein, es ist nichts".

In einer Partnerschaft sollte man grundsätzlich davon ausgehen, dass die Partner zwar gleichwertig, aber nicht gleichartig sind.
Das heisst, dass jeder etwas in die Beziehung einbringt, was wertvoll ist.
Man sollte sich jedoch davor hüten, Äpfel mit Birnen vergleichen zu wollen, denn das wird unweigerlich schief gehen.
Frauen sind in aller Regel interessierter an Emotionen, Männer an Sachen. Das sollte man wissen, um Leiden zu verhindern.

Tip für Frauen: Schauen Sie sich einmal innerlich an, was Ihr Partner alles tut, was ohne ihn Sie alleine tun müssten – und werten Sie diese Taten als sein „Beziehungskapital".
Wenn Sie sich überfordert fühlen und Entlastung benötigen, sprechen Sie mit ihm darüber—aber strafen Sie ihn nicht mit Liebesentzug – er hat die gesellschaftlichen Spielregeln, die so beziehungsfeindlich sind, nicht erfunden!!

Tip für Männer: Stellen Sie sich von Zeit zu Zeit innerlich in die Schuhe Ihrer Partnerin, machen Sie im Kopf einen Rollentausch und überlegen Sie, was Sie tun würden, um diese neue Rolle angenehm für sich zu gestalten – und tun Sie dann genau das für Ihre Partnerin!!

Eine Frau glücklich zu machen ist einfach....

Mann muss nur ein...

1. Freund
2. Partner
3. Liebhaber
4. Bruder
5. Vater
5b. Großvater
6. Lehrer
7. Erzieher
8. Koch
9. Mechaniker
10. Monteur
10a. Waschmaschinen-Klempner
11. Innen-Architekt
12. Stylist
13. Elektriker
14. Sexologe
15. Gynäkologe
16. Psychologe
17. Psychiater
18. Therapeut
18a. Ernährungsberater
18b. Vereidigter Sachverständiger
18c. Beichtvater sein

... und

19. zuvorkommend
19a. rücksichtsvoll
20. sympathisch
21. durchtrainiert
22. liebevoll
23. aufmerksam
24. gentlemanlike
25. intelligent
26. einfallsreich
27. kreativ
28. einfühlsam

29. stark
30. verständnisvoll
31. tolerant
32. bescheiden
33. ehrgeizig
34. fähig
35. mutig
36. entschieden
37. vertrauensvoll
38. respektvoll
39. hingebungsvoll
40. leidenschaftlich und vor allem
41. zahlungsfähig sein.

Gleichzeitig, sollte er darauf achten, dass

a) er nicht eifersüchtig ist, und dennoch nicht uninteressiert
b) er sich mit seiner Familie gut versteht, ihr aber nicht mehr Zeit widmet als der Frau
c) er ihr Raum lässt, sich aber besorgt zeigt, wo sie war und was sie gemacht hat

Ferner sollte er immer eine Schulter zum Anlehnen frei haben, über intuitive göttliche Eingebungen bezüglich Ihres momentanen Befindens verfügen und permanent ohne Rücksicht auf eventuelle eigene Belange das Weltgefüge für sie dann aus den Angeln heben und Lösungen parat halten, Weiß- und Buntwäsche trennen und auch die Waschmaschine bedienen können, selbstredend immer für einen Getränkevorrat für eine römische Division sorgen, freiwillig den Müll hinunterbringen und es als selbstverständlich erachten, das Katzenklo zu reinigen und Zentnersäcke Katzenstreu aus mörderisch stinkenden Pet-Läden zu schleppen, in Sekundenbruchteilen bemerken, dass sich was zum Positiven an ihrer Frisur geändert hat, sie auch in die saumäßigsten Wimmerwinsel-Kinofilme begleiten und immer ein Taschentuch parat haben (möglichst sauber), aus seinem Freundeskreis selbstverständlich 2 Wochen nach dem ersten Date Chauvis und Frauenhasser, Fußballfans, Formel-1-Anhänger und Arbeitskollegen, Trinker und Raucher, Motorradfahrer und Schulkameraden entfernen, kommentarlos jeglichem Hobby entsagen (außer es bringt Geld ein), wöchentlich ihr Auto durch die Waschstraße zu fahren weil Sie denkt, dass ihr dort der 96jährige Sex-Maniac von gegenüber auflauert und die explosionsmäßig gestiegene Telefonrechnung lediglich mit einem lapidaren Schulterzucken kommentieren.

Sehr wichtig ist es:

nicht die Geburtstage, Jahrestage, Hochzeitstage, Namenstage, ihre Tage, Datum des ersten Kusses, Datum des letzten Kusses, Geburtstag ihrer Lieblingstante, ihres Lieblingsneffen oder ihrer Lieblingsfreundin... zu vergessen.
Leider garantiert auch die perfekte Einhaltung dieser Ratschläge kein 100%iges Glück. Sie könnte sich von einem perfekten und abgestimmten Leben eingeengt fühlen und mit dem erstbesten Schluffen davonrennen, der ihr begegnet.

Und nun die andere Seite der Medaille:

***Einen Mann glücklich zu machen ist** - wie wir nun rasch erkennen werden bei weitem **nicht so leicht**. Denn:*

Der Mann braucht:

1. Sex

und

2. Essen

Die meisten Frauen sind mit diesen seinen Bedürfnissen natürlich hoffnungslos überfordert.
Was lernen wir daraus?

Harmonisches Zusammenleben ist gar nicht schwer - wenn wir Männer endlich erkennen, dass wir ein klein wenig unsere Ansprüche zurückschrauben müssen!

Dieser Witz kursiert im Internet und wirft ein nettes Schlaglicht auf die unterschiedlichen Wahrnehmungen.

Warum reden Männer nicht über das, was sie sich wünschen?

Man könnte diese Frage auch noch allgemeiner fassen: Warum reden Männer nicht?
Natürlich reden Männer, manche sogar viel und oft. Aber: Die männliche Sprache kreist um völlig anderes als die weibliche Sprache, und das, was gesagt wird, hat oft auch noch andere Bedeutungsinhalte als das, was das Wort auf den ersten Blick hergibt.
Schon im Kindergarten fällt auf, dass die Mädchen mehr reden, dass sie schneller Freundinnen finden und mit diesen Spielen—meist Spiele, in denen viel gesprochen wird, so nach dem Motto: „Wir täten jetzt Vater, Mutter, Kind spielen, und Du wärst der Vater und ich die Mutter etc"
Mädchen tauschen sich also schon frühzeitig über ihre Vorstellungen aus, nehmen Anteil an den Ideen der anderen Mädchen und lernen so, die verbalen Botschaften mit den Botschaften der Körpersprache zu vergleichen und ihre Rückschlüsse daraus zu ziehen.
Zuhause wird mit Mädchen ebenfalls mehr gesprochen, schon dadurch, dass es für Mädchen mehr Gebote und Verbote gibt und auf Mädchen mehr aufgepasst wird (erst in letzter Zeit gibt es Meldungen, dass auch kleine Jungs zum Opfer von Triebtätern werden oder anderweitig misshandelt werden).

Wenn ich hingegen Jungs im Kindergarten beobachte, so raufen sie häufiger mit den anderen Jungs, versuchen sich gegenseitig mit Mutproben zu übertrumpfen—wer schafft es, auf den höchsten Ast des Baumes zu klettern, wer traut sich, die Autos mit dicken Schneebällen zu beschiessen, usw.
Wenn Jungs mit anderen spielen, geht es meist darum, etwas zu bauen oder zu basteln. Dabei hat jeder nach der unausgesprochenen Hackordnung bestimmte Aufgaben zu erfüllen und so vollzieht sich der Bau oft sprachlos oder mit wenigen Worten, die darauf gerichtet sind, etwas Sachliches klarzustellen.

Sprache dient Männern also dazu, Sachverhalte zu transportieren oder Lösungsvorschläge zu offerieren, Sprache wird aber weniger als etwas gesehen, das man anwendet, um soziale Verbindungen zu schaffen oder zu festigen.
Männer können stundenlang über die Vor- oder Nachteile einer bestimmten Gangschaltung an ihrem Velo diskutieren, ohne auch nur ein persönliches Wort an ihren Gesprächspartner zu richten.
Sie können sich in Versammlungen die Köpfe heiss reden über bestimmte Aufgaben, die zur Lösung anstehen, aber es kann geschehen, dass ihnen entgeht, dass einer der Anwesenden kürzlich von seiner Frau verlassen wurde. Dass seine Schwiegermutter krank darnieder liegt oder seine Kinder in der Schule nicht mitkommen, wird nicht zum Thema gemacht. Zwischenmenschliches ist meist komplex, vielschichtig und daher nicht in handliche Einzelaufgaben zerlegbar—und damit Männern potentiell schon einmal unheimlich!

Jungs bekommen zuhause oft auch nicht so viel verbale Zuwendung – oder wenn sie sie erhalten, wird sie von ihnen anders gedeutet, wie" Meine Mutter quakt mich immer voll mit allem möglichen Zeug! Sehr lästig!"
Die Erklärung für dieses tief verwurzelte Verhalten kommt aus der Urzeit. Es war schlicht schlecht fürs Überleben, wenn die Krieger, während sie sich an ein Mammut anschlichen oder sonst auf der Jagd waren, über ihr heimisches Umfeld und dessen Schwierigkeiten gesprochen hätten.
Ich hatte schon erwähnt, dass viele Männer sich immer nur auf eine Sache zentrieren, und Jagen und Reden zugleich wäre ihnen nicht oder nur sehr schwer möglich gewesen.
Zudem hätte eine lautstarke Diskussion das Mammut erschreckt und verjagt, oder aber die Jäger hätten sich durch Lärm vorzeitig ihrem Feind verraten.
In jedem Falle hätte Reden den Erfolg ihrer Mission gefährdet – daher wurde geschwiegen oder sich allenfalls mit Gesten verständigt.

In heutiger Zeit muss man als Frau immer noch Expertin im Gesten deuten sein, will man mit dem Mann seines Herzens gut kommunizieren.
Oft brummen Männer nur etwas, wenn sie beispielsweise ihre Ruhe haben wollen.
Dann sollte man sie auch in Ruhe lassen, denn dann sind ihre Gehirne entweder auf „sleeping modus" geschaltet, oder aber sie sind innerlich mit irgendetwas anderem absorbiert, was sie noch nicht äussern können, oder was noch nicht zu Ende bedacht wurde.
Früher oder später kommen Männer schon immer wieder aus ihrer „Höhle" und sind wieder zu einem Gespräch bereit – frau muss nur warten können....

Redet dann der Mann unseres Herzens einmal, tut die kluge Frau gut daran, ihn erst einmal nicht zu unterbrechen.
Sprechen ist für Männer schwieriger als für Frauen, sie sind viel störanfälliger und irritierbarer dabei, allenfalls sind bestärkende kurze Fragen erlaubt, dazu Zeit, ihn fortfahren zu lassen und eine zugewandte Körpersprache.
Je heikler das Thema ist, desto weniger ertragen Männer direkten Blickkontakt. Wenn sie von etwas erzählen, was sie belastet, gekränkt oder beschämt hat, reden sie oft am Kopf der Partnerin vorbei. Mädels, das ist nicht Missachtung und auch nicht fehlendes Interesse an Euch!
Es hat vielmehr damit zu tun, dass viele Männer grosse Mühe haben, überhaupt etwas zu berichten, was sich nach weniger als einem grossen Erfolg bei der „Jagd" anhört. Jedes Versagen, jede Niederlage, jede Auseinandersetzung zündet gleich ein Relais im männlichen Gehirn- und auf dem steht: „Scham!!!"

Folglich haben sich Männer angewöhnt, alles Unangenehme, Belastende oder Stress Erzeugende zu ignorieren, zu vergessen oder auszublenden aus ihrem Bewusstsein.
Genau dies treibt natürlich die meisten Frauen spontan in den Wahnsinn, weil sie sofort unterstellen, dies sei eine Böswilligkeit

ihnen gegenüber, eine Gemeinheit, nur dazu ersonnen, sie zu kränken.
Meine Damen, es ist nicht an dem – ihre Männer versuchen nur dem Gefühl von Scham zu entgehen – und man muss sagen, sie haben sich dazu einiges einfallen lassen und sind recht erfolgreich mit ihrer Strategie.
Männer haben beschlossen, dass es einfacher ist, über Dinge, Aufgaben, Technisches zu reden als über Gefühle- denn Gefühle sind nicht gut greifbar, oft schmerzhaft oder unangenehm. Daher meiden Männer derlei Gespräche, sofern es sich vermeiden lässt.

Wenn ein Mann sich schämt, fühlt er sich in seinem Selbstwert beschädigt—auch dann, wenn vonseiten der Partnerin noch keinerlei Kommentar gekommen ist.
Daher ist es bei heiklen Themen umso wichtiger, dass sich die Frauen als Zuhörerinnen solcher intimen „Beichten" mit Kommentaren zurückhalten, sonst kann es ihnen passieren, dass so schnell kein weiteres Gespräch zustande kommt.
Wollen Sie mit Ihrem Liebsten im Gespräch bleiben, achten Sie bitte auch auf seine Körpersprache- weicht er innerlich zurück, lenken Sie das Gespräch lieber in eine andere Richtung oder geben Sie ihm eine Pause, oder fragen Sie ihn etwas Belangloses, Einfaches, am besten etwas Technisches, womit er sich gut auskennt.
Dann fühlt er sich auf sicherem Boden, kann sein inneres Gleichgewicht wieder erlangen und kann seine Gedanken neu sortieren und fokussieren.

Frauen sind verbal den meisten Männern überlegen, daher Vorsicht mit spitzen Bemerkungen und ätzend- vernichtender Kritik; Männer sind sehr empfindsame Wesen und wissen oft um ihre verbale Insuffizienz.
Geben Sie Ihrem Liebsten stattdessen positive Rückmeldung, danken Sie ihm für seine Offenheit, lächeln Sie ihn an und nehmen Sie ihn liebevoll in den Arm – so erhöhen Sie Ihre Chancen, auch künftig etwas von ihm zu erfahren.

Männer sind ganz generell recht empfindsam, was Kritik an ihren Plänen und Wünschen betrifft. Wir sollten uns daran erinnern, dass das männliche Sprachschema ja ohnehin darauf angelegt ist, erst dann zu reden, wenn man Lösungen fixfertig und parat hat – also fällt es Männern schwerer als Frauen, über Unfertiges zu reden— und Wünsche sind nun mal nicht schon in der Realität.
Es ist also enorm wichtig, dass sie in dieser vulnerablen Phase nicht verspottet werden und ihnen nicht gleich Widerspruch oder Einwände entgegenfliegen. Egal, ob ein Mann sich einen roten Ferrari wünscht (den er sich vielleicht nie wird leisten können) oder eine Expeditionsreise in die Antarktis (wo ihn doch schon in mittleren Gebirgen ständig friert) – einerlei, es geht um Wünsche und Träume – und die sollten nicht vom kritischen Verstand der Frauen seziert werden.
Die Träume und Wünsche von Männern sind ihnen oft selbst nur vorbewusst – so richtig entstehen und konkret werden sie oft erst beim Tun.
Meine Damen, sie hätten es doch auch nicht gern, wenn er Ihnen das sündteure Modellkleid oder das Collier ausreden wollte mit den Worten: "Liebling, darin siehst Du aus wie eine Bratwurst in der Pelle, oder wie ein geschmückter Truthahn!"
Solche Aussagen täten weh—daher, meine Damen, im umgekehrten Falle lieber erst einmal Klappe halten.
Hören Sie sich das ganze an wie eine Traumreise oder ein phantasievolles Märchen – denn darum geht es schlussendlich doch: Sie wollen etwas über Ihren Liebsten erfahren – und das geht nur, wenn Sie ihn innerlich kommen lassen!

Im Zweifelsfall sollte man auch den modifizierten Kant`schen Imperativ zu Rate ziehen:
Was Du nicht willst, was man Dir tu, das füg auch keinem andern zu!
Mit dieser Devise fährt man ziemlich gut, kann ich aus meiner Erfahrung sagen (dumm nur, dass wir in Auseinandersetzungen und

bei Streit genau das als erstes vergessen und verbal gnadenlos aufeinander eindreschen.)

Männer reden am liebsten über Dinge oder Fakten – und auch das nur, wenn sie dabei sind, etwas zu tun oder demnächst zu tun. Über Gefühle zu sprechen, ist oft schambesetzt und wird vermieden. Daher unterscheidet sich der männliche Sprachstil erheblich vom weiblichen.

Tip für Frauen: Wenn Sie Ihren Partner zum Reden bringen wollen, beginnen Sie mit etwas, womit er sich auskennt und wo er sich auf sicherem Boden fühlt. Unterbrechen Sie ihn nicht, während er spricht und kommentieren Sie auch nicht, was er sagt.

Tip für Männer: Trauen Sie sich auch einmal, über Ihre Gefühle, Wünsche und Bedürfnisse zu reden – Ihre Partnerin möchte dadurch gerne etwas über Sie erfahren – bei Frauen ist es so, dass das Sprechen über Gefühle schon Nähe und Vertrautheit erzeugt. Schweigen wird von Frauen eher als Distanz erlebt, manchmal sogar als Ablehnung ihrer Person. Also reden Sie – es muss nicht druckreif sein und es müssen den Worten auch nicht immer Taten folgen – gewähren Sie Ihrer Partnerin Einblick in Ihre Seele- das ist es, was sie sich am meisten von Ihnen wünscht.

Nazir

Wenn meine Partnerin keine Lust auf Sex hat oder die rote Flut herrscht, dann ist sie auch nicht gewillt, meinen sexuellen Notstand zu beheben. Das heisst, wenn sie nicht will, darf ich auch nicht wollen. Ich kann sie dann weder zu einem Blow-Job überreden, noch dazu, dass sie mir in meiner Not etwas „zur Hand" geht.
Ich (und da schliesse ich die meisten Männer mit ein) bin dagegen so eingestellt, dass ich, auch wenn ich partout überhaupt keine Lust

habe, mich quasi selbstlos „opfere“, um meiner Partnerin ein paar lustvolle Momente zu bereiten.
Zumal der Appetit oft beim Essen kommt! So müde kann ich gar nicht sein und für Kopfweh gibt es Aspirin.Will sagen, dass wenn sie ihn hochkriegt (jeder schwächelt schliesslich einmal), kann sie ihn bedingungslos haben, und wenn nicht, habe ich immer noch eine (flinke) Zunge und zwei (zarte) Hände. Nun die Preisfrage: Warum nimmt die sexuelle Unlust (in der Regel der Frau) reziprok zur Dauer der Beziehung zu?
Meine Antwort: Hier hat die Evolution einfach Mist gebaut! Sowie das Weibchen und die Nachkommen „versorgt“ sind, wird nur noch das „Notprogramm“ gefahren, sodass das Weibchen nicht vom Männchen aus der Höhle geworfen wird. Und die Moralvorstellungen – was die Monogamie betrifft- waren quasi der Todesstoss für ein ausgeglichenes Sexualleben. (Na, ja, die Emanzipation hat ihr übrigens getan!)
Warum? Ganz einfach: Konkurrenz belebt das Geschäft! In jedem Harem waren die Damen bemüht, bei ihrem „Herrn und Meister“ die Nummer eins zu werden, was glaubst Du, wie die sich ins Zeug gelegt (im wahrsten Sinne des Wortes) haben! To be on top, das ist ihr Job!

Warum hat Mann nicht immer Bock auf ein ewig langes Vorspiel, während die Mädels daran rummäkeln, dass es ihnen viel viel zu schnell geht?
Weil die Erregungskurve des Mannes total konträr zu der der Frau verläuft (mathematisch gesehen gleicht unsere Kurve einer umgedrehten Parabel, während die Kurve der Frau langsam exponentiell ansteigt).Wir stehen nicht (immer) auf ein ewig langes „sich in Stimmung bringen“. Ab und zu muss es ruckizucki gehen!
Wir Männer sind wie Rennmotoren, die quasi für Höchstleistungen entwickelt wurden. So ein Rennmotor lässt sich nun mal nicht ewig mit „Standgas“ fahren, der schreit förmlich nach „explodieren!“. Siehe Dragster-Rennen, nach ein paar Metern ist alles schon vorbei. Vergleiche hierzu findest Du auch im Tierreich. Der Gepard

hält sein hohes Tempo auch nur für maximal zwei Minuten durch, dann braucht er „hechelnd“ erst mal ne Pause!
Frauen dagegen kommen mir manchmal vor wie ein Dieselaggregat: Erstmal lang vorglühen, ewig lange orgeln und wenn`s kalt ist, startet der Motor oft gar nicht, ansonsten läuft es am Anfang oft noch etwas unrund.
Oftmals hilft hier allerdings ein Additiv, z.B. Prosecco, um schneller auf die richtige Drehzahl zu kommen.
Wie sollen zwei so unterschiedliche Fahrzeuge gemeinsam/zeitgleich über die Ziellinie kommen?
Um bei dem Motorenvergleich zu bleiben: Die (Mannes) Leistung bzw. das „Drehmoment“ kann nur gedrosselt werden, wenn dieselbige besser verteilt wird. Das heisst bei Verteilung der Leistung auf viele Kilometer (= viel Sex = Trainingseffekt) lässt sich sicherlich ein befriedigendes Ergebnis erzielen.
Bei der (weiblichen) Drehmomentkurve hilft nur eine Leistungssteigerung in Form von Zusätzen (siehe Additive) oder entsprechenden Hilfsmitteln (visuelle Reize, Dildos, etc).
Hilfsweise kann auch ein „Streckenwechsel“ (Teppichboden, Küche, Whirl- Pool) mit ein paar „Boxenstopps“ hinzugezogen werden.
Leider springen aber nicht alle Frauen darauf an!
Also wurschteln Mann und Frau weiter wie bisher an sich herum, mehr oder weniger gut, ohne leider eine dauerhaft gleich bleibende Qualität zu gewährleisten.

Woher rekrutieren sich Liebhaber?

Was für eine dumme Frage, mag jetzt vielleicht der eine oder andere Leser denken, natürlich taugt zum Liebhaber immer ein Mann, der zuhause Frust hat und daher ein Abenteuer sucht.
Aber ist die Antwort auf diese Frage wirklich so simpel und trivial?

Und vor allem: zu jedem Liebhaber gehört ja auch die Frau, die in dieser Situation dann die Geliebte ist.
Grundsätzlich sind also mehrere Konstellationen denkbar:

1. er ist gebunden, sie nicht
2. sie ist gebunden, er nicht
3. beide sind gebunden
4. beide sind ungebunden.

Diese vier Varianten möchte ich im folgenden einmal einzeln beleuchten, weil sie nach meiner Erfahrung unterschiedliche Spielregeln haben, die es zu beachten gilt, will man Herzeleid von allen Beteiligten fernhalten.

Fall 1:
Er ist verheiratet, sie nicht.
Unter diese Rubrik fallen zum einen die notorischen Casanovas, die zuhause eine Ehefrau haben, nach dem Motto: „festbinden, weitersuchen“, die aber nichts dabei finden, trotzdem munter weiter auf die Pirsch nach „Frischfleisch“ zu gehen.
Sie sind die typischen Vertreter der „Hühnerhof-Männer“, die ihr brüchiges Ego meinen, durch eine Reihe an Chicks aufmöbeln zu müssen, so nach dem Motto, je mehr Frauen ich abschleppe, umso toller bin ich.
Bei solchen Männern ist man als Frau für gewöhnlich nur Beute und Skalp am Gürtel, weil sie im Grunde nur um sich selbst rotieren und kaum einen Gedanken an die Menschen um sie herum verschwenden.

Die Ehefrau in solchen Fällen hat mein tief empfundenes Mitgefühl, denn sie ist meist treu und ihrem Gigolo ergeben. Sie bewundert ihn und himmelt ihn an, während er sich mit ihr zuweilen langweilt, ihr intellektuell überlegen ist oder schlicht unfähig zu einer echten Herzensbindung ist.
Wer die Geliebte eines solchen Mannes werden will, muss ein dickes Fell besitzen, denn er wird nie loyal ihr gegenüber sein. Wann immer eine Gefahr am ehelichen Himmel aufziehen sollte, wird er den Rückzug in die Defensive antreten- und die Geliebte steht allein auf weiter Flur da.

Zum anderen fallen in diese Gruppe all die Männer, bei denen „Gelegenheit Liebe macht“, sei es nach einem feucht-fröhlichen Betriebsausflug oder bei einem heissen Faschingsflirt.
Diese Männer lieben „eigentlich“ ihre Ehefrauen, sind aber aus irgendwelchen Gründen derzeit in der Krise oder wollen ihr Selbstwertgefühl wieder aufpolieren.
Sei es, dass ihre Ehe derzeit kriselt, ein Kind behindert ist, oder sie ihren Job verloren haben – kurz, ein Ereignis hat sie destabilisiert und sie sind anfällig für Aussenreize.
Kinofilme wie „eine verhängnisvolle Affäre“ haben sich dieser Konstellation in eindrücklicher Weise angenommen.
Statistisch gesehen ist es so, dass Ehemänner in über 75% aller Fälle bei ihrer Ehefrau bleiben, und so jede Geliebte ein passageres Ereignis ist.
Im besten Falle lebt der gebundene Mann mit seiner Geliebten in einer geheimen Parallelwelt, die aber immer dann bröselt, wenn z.B. der Geburtstag eines Kindes ansteht oder die Urlaubsplanung – dann hat die Geliebte regelmässig das Nachsehen.
Selbst wenn ein Mann seine Ehefrau verlässt, erlischt damit nicht automatisch die Bindung an sie – und so hat das neue Paar neben dem allfälligen schlechten Gewissen auch oft noch eine dritte Person unsichtbar mit in ihrem Leben- die Exfrau.
Der Umstand, dass der Mann wegen der Geliebten seine Familie verlassen hat, bürdet der neuen Frau auch noch eine besondere Last

auf: Sie muss ihn nun für all das „entschädigen", was er ihretwegen hinter sich gelassen hat.
Nun muss die Geliebte ständig gut gelaunt sein, aufmerksam und verwöhnend, damit der arme Mann wenigstens für all das entschädigt wird, was er verloren oder aufgegeben hat.
Oft schafft dies eine sehr angespannte, virtuelle Atmosphäre in der neuen Beziehung – es fehlt die Unbefangenheit, zumal dann, wenn die Kinder aus der Erstehe immer einmal wieder als Machtmittel oder Manipulationsinstrumente eingesetzt werden.
Daher ist dieser Mann nur für solche Frauen zu empfehlen, die Abwechslung in ihrem Sexualleben suchen, ansonsten aber gut alleine leben können und wollen (ein reichhaltiger Bekannten- und Freundeskreis ist hier wärmstens zu empfehlen, vor allem für die Sonn- und Feiertage).

Fall 2:
Sie ist gebunden, er nicht.
Diese Konstellation ist sicherlich auch etwas, was nicht selten vorkommt, aber da Frauen einerseits ziemlich diskret sind, wird nicht so viel darüber gesprochen. Andererseits haben die meisten Frauen ein anderes „Ranking" in ihrem Leben als an oberster Stelle der befriedigende Sex, sodass schon einige Faktoren zusammen kommen müssen, bevor Frauen eine solche Option für sich in Betracht ziehen.
Nach dem, was ich erfahren habe, muss einerseits ein erheblicher erotisch-sexueller Frust vorhanden sein, dazu Gelegenheit zum Seitensprung (Stichwort: Kurschatten) und darüber hinaus eine Gesamtlebenslage, die aus finanziellen oder Verantwortungsgründen eine tief greifende Änderung von vornherein ausschliesst.
Die Geliebte kann also nur erotisch und sinnlich ihren ungebundenen Geliebten geniessen, weil sie vielleicht vom Geld ihres Ehemannes abhängt oder die Auseinandersetzungen scheut, die mit einer definitiven Trennung verknüpft wären.
Die zweite Problematik dieser Konstellation liegt darin, dass Männer nur äusserst ungern das Objekt ihrer Begierde teilen. So steht zu

befürchten, dass entweder der Ehemann oder der Geliebte auf eine Entscheidung drängen könnte, gemäss dem Satz von Erica Jong, dass jeder Phallus ausschliesslich sein möchte, während ein weibliches Delta nicht so wählerisch sei!
Da jedoch bei den meisten Frauen aus genetischen und erziehungsbedingten Gründen die Hingabe mit der Zuneigung gekoppelt ist, werden sich die meisten Frauen früher oder später vom einen oder dem anderen Partner wieder lösen.
Diese Variante ist also Frauen und Männern zu empfehlen, die Lust haben auf pure Lust – ohne Verbindlichkeiten, sie sind aber meist nicht besonders dauerhaft, weil nach meiner Erfahrung den meisten Männern die Lust auf eine hoffnungslose Balz ziemlich schnell vergeht.

Fall 3:
Beide sind anderweitig gebunden.
Diese Spielart füllt ganze Romanregale und belebt die Phantasie von Drehbuchautoren immer wieder aufs Neue.
Es ist die klassische Konstellation von „sie konnten zusammen nicht kommen" – denn er hat Frau und Kinder, sie auch; aber sie lieben sich heiss und innig und stehlen sich immer wieder Zeit füreinander.
Da sie nie den öden Alltag miteinander teilen müssen, sind ihre Treffen stets sonnig und sonntäglich. Man kann den anderen immer wieder neu entdecken und sich an seinen guten und liebenswerten Seiten erfreuen.
Solange beide mit diesem Spiel glücklich und zufrieden sind, kann es lange gut gehen.
Sobald jedoch einer auf Änderung der bestehenden Zustände drängt, oder einer beginnt, mehr zu fordern, mehr zu begehren als das, was er oder sie bekommt, kann es schwierig werden.
Eine weitere Fussangel ist es, nach solchen Liebestreffen wieder nach Hause zu gehen zum angetrauten Partner, möglichst ohne verräterische Lippenstiftspuren am Hemd, Knutschflecken auf der Haut oder einer Rechnung vom Liebesnest im Portemonnaie.

Man muss gut lügen und vertuschen können, um so ein Verhältnis auf längere Frist durchzuhalten, zudem benötigt man ein gewisses Mass an Kaltblütigkeit und krimineller Energie, um den Partner zu betrügen- und sein Herz und seinen Körper durch zwei zu teilen.
Kritisch kann das Verhältnis auch werden, wenn Gründe für die Bindung wegfallen. Sei es, dass die Kinder aus dem Hause gehen, um deretwillen man die Ehe aufrecht erhalten hat, sei es, dass die eigenen Eltern sterben, die einen dominiert haben und ein selbst bestimmtes Leben verunmöglicht haben, sei es, dass die Berentung naht und man der Frage, ob man mit diesem Partner wirklich alt werden will, nicht mehr ausweichen kann – alle diese Situationen können das ehemals relativ stabile Verhältnis erschüttern.

Fall 4:
Beide sind ungebunden.
Auf den ersten Blick könnte man meinen, dies sei doch das Optimum und völlig unkompliziert. Ganz so ist es aber doch nicht, denn wenn man es nicht gerade mit totalen „Frischlingen" zu tun hat, geht dem Zustand der Ungebundenheit ja jedes Mal eine Phase der vorherigen Gebundenheit voraus, mit allen eventuell noch nicht verarbeiteten Verletzungen und Narben auf der Seele.
Der neue Partner ist zwar in der ersten Phase der Verliebtheit der Charme in Reinkultur, aber mit der ersten Krise kommen oft die Seiten zum Vorschein, die zuvor unter Verschluss gehalten wurden.
Plötzlich tauchen Aggressionen auf, die sich der jeweils andere Partner gar nicht erklären kann.
Warum geht er oder sie denn jetzt so hoch?
Oder warum will er sich nicht erneut binden, obwohl er mir doch täglich versichert, wie sehr er oder sie mich liebt?
Ich kann nur empfehlen, bei der ersten Irritation nicht den Mund zu halten oder wegzusehen, sondern sogleich nachzufragen und die eigenen Gefühle möglichst umfassend zu berichten—denn erfahrungsgemäss ist es so, dass alles, was man verschweigt, innerlich zu immer höheren Bergen anwächst, um schliesslich in der Seele ein

fast undurchdringliches Dickicht zu bilden, an dem man sich selbst weh tut und auch den anderen verletzt.
Auf die Gefahr hin, sich lächerlich zu machen oder als albern und kindisch zu gelten, sollte man sich einem neuen Partner gegenüber so echt und authentisch wie möglich verhalten.
Nur so kann der andere erkennen, wer man wirklich ist.
Nur wenn ich weiss, wo die wunden Punkte in der Seele meines Partners sind, kann ich diese schützen, anstelle sie versehentlich erneut zu treffen.
Und nur wenn er weiss, wodurch ich irritiert oder verletzt reagiere, kann er diese Landminen umgehen.
Es geht eben grundsätzlich darum, ob ich dem anderen vertraue oder nicht. Habe ich Vertrauen zu ihm, zeige ich ihm auch, wo ich verletzlich bin, im Vertrauen darauf, dass er dieses Wissen nicht missbraucht.
Vertraue ich ihm jedoch nicht, so ziehe ich von Anfang an eine Show ab und er wird mich niemals „in echt" erleben – mit dem vollen Risiko, dass er eine Frau zu lieben meint, die nicht meinem wahren „Selbst" entspricht.
Die gegenseitigen Wunschvorstellungen und Vortäuschungen führen denn auch oft zu Enttäuschungen, zu Projektionen und wechselseitigen Schuldzuweisungen, sobald einer oder beide beginnen, endlich echt und aufrichtig zu werden.

Die Paarbildung ist ein diffiziles Unterfangen und es kann ganz unterschiedliche Konstellationen geben, die jeweils eigenen Regeln gehorchen.
Immer geht es darum, sich selbst treu zu bleiben und zugleich den anderen in seiner Art wahrzunehmen. Als Paar zu bestehen, erfordert ein stetes Abwägen der eigenen Interessen und der des Partners.
Je besser man sich selbst kennt, desto weniger neigt man dazu, auf den Partner negative (oder positive) Gefühle zu übertragen, die eigentlich zu einem selbst gehören.
Immer wieder stellt sich aber auch die Frage, ob man überhaupt als Liebes- Paar leben will oder doch lieber alleine. Dann sollte man

sich selbst und dem Partner gegenüber ehrlich sein, sonst leidet der Respekt vor dem anderen und die Selbstachtung.
Liebe ohne Sex ist Wohngemeinschaft, das sagte ich schon. Sex ohne Liebe ist auch nicht gerade das Wahre, vor allem dann, wenn Dritte beteiligt sind und möglicherweise leiden.

Sexuelle Treue – altmodisch?

Kürzlich las ich den Ausspruch einer bekannten amerikanischen Filmschauspielerin, die bekannte: „Wenn treu sein Spass macht und leicht ist, dann ist es Liebe!"
Dieser Satz steht nun doch in erheblichem Kontrast zu dem, was in vielen Beziehungen gelebt wird, nämlich: "Was der Partner nicht weiss, macht ihn nicht heiss"—und verursacht keine Eifersucht und keine Szenen.
Also wird fleissig drauflos gevögelt, beim Männerausflug, im Puff, nach Betriebsfesten oder beim alljährlichen Karneval.
Aber auch die Damen nehmen den Kurzurlaub mit der Freundin, das Wellness-Wochenende oder den Kuraufenthalt gerne zum Anlass, einmal von verbotenen Früchtchen zu naschen und sich ihres „Marktwertes" zu versichern.

Zunächst ist dieses „Fremdgehen" ja auch aufregend und verursacht ein angenehmes Kribbeln im Bauch, ja, man fühlt sich frisch, jung und begehrt und bezieht womöglich aus der Heimlichkeit noch einen zusätzlichen Kick.

Danach kehrt man erfrischt, wenn auch mit einem leisen schlechten Gewissen zurück in den Alltag mit dem Partner und bemüht sich nach Kräften, so zu sein wie immer und weiterhin in der Beziehung zu funktionieren.
Manchmal erwischt man sich selbst dann doch bei Tagträumereien über den oder die „Andere", oder man stellt sich beim Sex mit dem Partner vor, er oder sie sei der oder die heimlich Geliebte – was vielleicht in der realen Situation nicht wirklich stört, aber den Fremdgeher doch zumindest irritiert.

Was geschieht aber auf der seelischen Ebene?
Der Betrüger oder die Fremdgeherin sendet – ihr selbst völlig unbewusst- veränderte Körpersignale und nichtsprachliche Zeichen an

ihren Partner, dass sich etwas verändert hat—und dass er oder sie dem anderen innerlich nicht mehr nahe steht- und für ihn innerlich auch nicht mehr erreichbar ist.
Dies spürt der Partner, wenn er oder sie einigermassen sensibel sind—und reagiert darauf mit besorgten, ängstlichen Fragen, die allerdings elegant abgewehrt —und mit einer Lüge beantwortet werden.
Eine ehrliche Aussprache findet meistens nicht statt, gemäss dem Motto: „Einmal ist keinmal“ oder „Gelegenheit macht Liebe“ oder „Warum ihr wehtun, ich liebe doch meine Frau“.

Was dabei verkannt wird- mit häufig fatalen Folgen, ist, dass die Seele den Betrug natürlich wahrnimmt und ab sofort jeglicher Kommunikation ein gewisses Misstrauen beigemischt ist.
Die Betrogene oder der Gehörnte traut seinem Partner nicht mehr über den Weg und beginnt subtil, ihn oder sie zu kontrollieren oder zu überwachen, um seinen Unwahrheiten auf die Schliche zu kommen.

Genauso heimlich, wie zuvor der Betrug geschah, werden nun die emails des Partners gelesen, seine Jackentaschen durchsucht, die Kontoauszüge intensiv durchforstet und die Kreditkartenabrechnungen in Augenschein genommen – kurz gesagt, die Stimmung in der Partnerschaft wird angespannt, die beiden Partner gehen nicht mehr unbefangen miteinander um.
Das Band von Liebe und Vertrauen ist gebrochen, die seelische Sicherheit ist zerstört worden.

Die sexuelle Begegnung in einer festen Beziehung, so wie ich sie sehe, ist eben keine leicht käufliche Ware, man kann sie sich auch nicht erschwindeln, sondern sie ist ein intimer Akt zwischen zwei Menschen und kann nur dann wirklich lustvoll sein, wenn sie eingebettet ist in ein generelles Vertrauen zum Partner. Für Frauen gilt im allgemeinen, dass sie sich in ihrer Partnerschaft umso eher hingeben können, je mehr sie ihrem Partner vertrauen und sich darauf

verlassen können, dass er sie nicht hintergeht, sondern sie trägt, auch und gerade wenn sich die Frau verletzlich zeigt.
Ich bin kein Mann, aber ich vermute, dass sensible Männer diese Aura von Geborgenheit und Sicherheit genauso benötigen, um innerlich aufmachen zu können.

Etwas anderes ist der Sex, den man als „one-night-stand" bezeichnet. Frauen wie Männer können als Ungebundene in Situationen geraten, wo die Lust auf Sex sie überwältigt und wo nur die Leidenschaft des Momentes zählt.
Kein Problem, sofern diese Spielregeln unter den beiden Beteiligten zuvor abgesprochen wurden.

Sex und Liebe müssen nicht immer Hand in Hand gehen, das ist leider ein romantisches Ammenmärchen.

Aber: Eine feste Partnerschaft, die auf Dauer und Verlässlichkeit geschlossen wurde (und hierbei ist es gleichgültig, ob es einen Trauring dabei gibt oder nicht), verträgt keine sexuelle Untreue.
Bert Hellinger, der bekannte systemische Familientherapeut, hat es einmal sehr prägnant formuliert: Wenn einer der Partner fremdgeht, ist die Beziehung zu Ende!

So sollten die Partner frühzeitig, sobald sich ein erotisches oder sonstiges Unbehagen in ihrer Beziehung einschleicht, Klartext miteinander reden und ihre Karten auf den Tisch legen.
Es bringt leider gar nichts, wenn man schweigt und schluckt, weil man den Partner nicht verletzen will mit der eigenen Unzufriedenheit—der Körper und die Seele agieren Unstimmigkeiten ohnehin aus—ob uns das passt oder nicht.
So ist es viel schlauer, beizeiten miteinander zu sprechen und nach gemeinsamen Lösungen für die anstehenden Probleme zu suchen, als irgendwann einmal später, in einem unbewachten Moment, in die Arme eines Fremden zu sinken.

Am besten sollten die Gespräche über Sex und die eigenen Wünsche ausserhalb des Bettes stattfinden—denn nirgends sind Menschen leichter verletzbar als beim Sex!!
Ein Gespräch am Küchentisch kann diese Dimension des Zusammenlebens locker einschliessen- im günstigsten Fall kann so eine Diskussion dann im Bett enden (oder auf dem Küchentisch), aber das ausgesprochen zu haben, was einen bedrückt oder belastet, hilft in jedem Fall, das Band von Verbundenheit und Liebe und Verständnis füreinander zu stärken und die Liebe belastbarer zu machen.
Mühsam und schwierig wird es erst, wenn sich zu viel „unter dem Teppich“ angesammelt hat und jede Diskussion schon mit einer gehörigen Vorspannung begonnen wird – dann ist das Risiko gross, dass man kleine Messerchen verbaler Art aufeinander wirft—mit dem Ziel, zu treffen und zu verletzen.

Eine Beziehung aber, in der jeder so angenommen und geliebt wird, wie er oder sie ist—und nicht so, wie der oder die andere einen haben möchte, hat die Chance, durch dieses Klima von Offenheit und Zuwendung zum anderen lustvoll und lebendig zu bleiben. Weil beide wissen, dass sie Menschen sind und keine Superhelden, können sie gemeinsam Krisen umschiffen und immer enger zusammenwachsen – was auch der Intimität und der Lust gut tut und den Sex immer aufregender, tiefer und befriedigender werden lassen kann – weil die beiden einander immer besser kennen lernen und einander verstehen.

Und dann stimmt der Satz: Treu sein macht Spass und ist leicht, weil es ein Teil der Liebe füreinander ist.

Fragebogen und Selbsterkenntnis – was man wirklich über sich und den Partner wissen sollte

Die nachfolgenden Fragen sind meiner Meinung nach ein guter Einstieg ins „Beziehungsgeschäft" und können Ihnen helfen, mehr über sich und Ihren Partner zu erfahren. Damit können Sie „abchecken", ob Sie in Ihnen wichtigen Punkten übereinstimmen oder nicht.
Die Aufzählung erhebt keinen Anspruch auf Allgemeingültigkeit oder Vollständigkeit, die ist wie das ganze Buch subjektiv und von meinen persönlichen Erfahrungen gefärbt, aber auch von dem, was ich an „Indizien" über die Jahre meines ärztlichen Daseins gesammelt habe.

Worüber kann er/sie lachen, welche Art von Humor gefällt ihm /ihr?
Passt dies zu Ihrem Humor, oder können Sie nichts damit anfangen?

Ist er/ sie verspielt, albern, oder eher ernsthaft?
Wie sind Sie selbst?

Wie wichtig ist ihm/ihr Körperkontakt?
Wie wichtig ist Ihnen das Streicheln, Kuscheln, Schmusen?

Mag er /sie es, massiert zu werden, eingeölt zu werden?
Mögen Sie selbst es, und mögen Sie auch massieren als aktiver Part?

Können Sie ihn/sie riechen, auch morgens und vor dem Zähneputzen?
Können Sie sich selbst riechen, welches Verhältnis haben Sie zu Ihrem Körper und seinen Flüssigkeiten?

Gefallen Ihnen seine /ihre Hände, Zähne, Haare, Figur?

Gefallen Sie sich selbst, oder wollen Sie etwas an sich selbst ändern?

Haben Sie ähnliche Vorstellungen über Ordnung, Hygiene, Pflege?
Was finden Sie eklig, abstossend?

Mögen Sie sein/ihr Auto, Wohnung, Bekleidung?
Mögen Sie Ihre eigene Wohnung, Ihre eigene Bekleidung, Ihr eigenes Auto?

Wofür geben Sie Ihr Geld am liebsten aus?
Wofür würden Sie keinesfalls Geld ausgeben wollen?

Kann er /sie sparen, ohne dass er/ sie Ihnen geizig erscheint?
Können Sie selbst sich problemlos einschränken, wenn es sein muss?

Kann er/ sie grosszügig sein und Sie verwöhnen?
Können Sie selbst grosszügig sein und einen anderen verwöhnen und beschenken?

Können Sie entspannt mit ihm/ihr schweigen?
Ertragen Sie selbst Stille mit sich?

Wie wichtig ist ihm/ihr die Treue?
Wie wichtig ist Ihnen selbst Treue?

Was versteht er /sie darunter?
Was verstehen Sie selbst darunter?

Interessiert Sie sein/ihr Beruf?
Fühlen Sie sich selbst in Ihrem Beruf wohl?

Wie wichtig ist ihm/ihr der berufliche Erfolg und Verwirklichung?
Wie wichtig ist Ihnen Ihr eigener Beruf?

Hat er/sie gute Freunde?
Haben Sie Freunde?

Kennen Sie seine/ihre Freunde, und kommen Sie mit ihnen aus?
Haben Sie selbst Freunde, die Ihnen wichtig sind?

Tut er/sie auch etwas für andere?
Können Sie selbst sich für andere engagieren?

Hat er/ sie Geschwister, und wie ist deren Verhältnis?
Haben Sie Geschwister, wie kommen Sie mit denen aus?

Gibt es Hobbies und Interessen, die Sie mit ihm/ihr teilen?
Haben Sie Hobbies, für die Sie Zeit aufwenden?

Können Sie miteinander spielen?
Spielen Sie überhaupt gerne?

Welches sind seine/ihre liebsten Freizeitbeschäftigungen?
Was tun Sie selbst gerne in Ihrer Freizeit?

Können Sie es aushalten, dass er seine Hobbies ausübt, selbst wenn das zulasten der gemeinsam verbrachten Zeit geht?
Haben Sie Hobbies, die Sie gerne alleine ausüben möchten?

Können sie diesen etwas abgewinnen?
Würden Sie gerne etwas Neues dazulernen?

Was sind seine/ihre Ziele im Leben?
Was sind Ihre Lebensziele?

Kann er /sie sich schnell und flexibel auf neue Situationen einstellen?
Sind Sie selbst geistig und körperlich beweglich?

Ist er /sie nachtragend, schnell beleidigt?
Sind Sie selbst leicht gekränkt, wie gehen Sie mit Unlust um?

Kann er/sie bitten, danken, verzeihen und sich entschuldigen?
Können Sie bitten, danken, sich entschuldigen und verzeihen?

Gefällt Ihnen seine/ihre Sprache und Ausdrucksweise?
Gefällt Ihnen Ihre eigene Sprache?

Können Sie sich bei ihm/ihr innerlich öffnen?
Fühlen Sie sich mit sich selbst wohl?

Mögen Sie seine/ihre Küsse und Berührungen?
Wie mögen Sie am liebsten berührt werden?

Welche sexuellen Positionen und Stellungen mag er/sie am liebsten?
Welche Stellungen mögen Sie am liebsten?

Welche Praktiken lehnt er/sie völlig ab?
Welche Praktiken sind für Sie tabu?

Vertrauen Sie ihm/ihr so sehr, dass Sie etwas Neues in erotischer Richtung mit ihm/ihr ausprobieren würden?
Welche erotischen Wünsche haben Sie?

Können Sie mit ihm/ihr über Sex und Erotik reden?
Haben Sie für sich eine Sprache der Liebe, die Ihnen gefällt?

Was stört Sie an ihm/ihr am meisten?
Was stört Sie an sich selbst am meisten?

Kennen Sie seinen/ihren Tagesrhythmus?
Passt dieser zu Ihrem Tempo?

Können Sie innerlich bei sich bleiben, wenn er/sie im Raum ist?
Brauchen Sie viel Zeit für sich selbst?

Sprechen Sie gerne mit ihm/ihr?
Fühlen Sie sich von ihm/ihr verstanden?
Erscheint er/sie Ihnen als interessanter Gesprächspartner?

Langweilen Sie sich mit ihm/ihr? Wobei?
Langweilen Sie sich mit sich selbst? Wobei?

Hat er/ sie eine spirituelle oder religiöse Ausrichtung in seinem/ihrem Leben?
Sind Sie selbst ein gläubiger Mensch?
Können Sie mit ihm/ihr über Ihren Glauben und ihre Werte sprechen?

Happy together forever?

Wenn Menschen sich dazu entschliessen, miteinander eine Beziehung zu beginnen, tun sie das im allgemeinen mit vielen positiven Gedanken und Emotionen, mit viel Hoffnung und dem Wunsch, es möge für immer und ewig halten.

Da der Teufel aber bekanntlich im Detail verborgen ist und uns die anfängliche Verliebtheit – und der Rausch der Hormone – oftmals blind macht für das wahre Naturell unseres Partners, scheitern leider viele Beziehungen, bevor sie noch recht begonnen haben.
Eine Freundin von mir formulierte es einmal so: Das wild gewordene Dopamin treibt uns miteinander ins Bett, aber wenn es dann darum ginge, mit dem Oxytocin weiter zu machen, fehlt es.
Dazu sollte man wissen – und ahnt es längst, dass Dopamin das Hormon ist, das uns erotische Attraktion signalisiert, während Oxytocin das Hormon der Bindung ist – das interessanterweise auch unter der Geburt und danach ausgeschüttet wird, wenn eine Frau eine Bindung zu ihrem neugeborenen Kind aufbauen sollte.

Nun sind wir Menschen aber nicht nur von unseren Hormonen und Instinkten gesteuert, sondern unterliegen einem komplizierten Geflecht von Prägungen. Nicht nur unser eigener Wille spielt eine Rolle, sondern auch die gesellschaftlich erwünschten oder anerzogenen Vorstellungen und Wünsche, die unerkannt, aber hochwirksam Einfluss auf unsere Partnerwahl nehmen. Dazu kommt noch die Erinnerung an die Ehe der eigenen Eltern, von Freunden und Bekannten, genauso wie unser eigener Charakter, unsere Stellung innerhalb der Geschwisterreihe, unser erstes erotisches Erlebnis usw.usf.

Viele der Faktoren, die uns und unser Verhalten steuern, sind uns nicht bewusst, allenfalls bekommen wir eine Idee davon, wenn eine Beziehung trotz unserer besten Bemühungen scheitert und wir beginnen, uns selbst zu fragen: Warum nur??

Dann gehen wir im besten Falle in uns und erforschen unsere Seelenlandschaften, um nach kürzerer oder längerer Zeit erneut einen Versuch mit dem anderen Geschlecht zu wagen.

Nach langen Jahren von Versuch und Irrtum habe ich einsehen müssen, dass es ein Patentrezept aufs Glück nicht gibt.
Es gibt aber sicher ein paar Grundregeln, mit deren Hilfe es besser gelingen kann, miteinander glücklich zu werden und zu bleiben.

An dieser Stelle möchte ich noch einmal den Mann meines Herzens zu Wort kommen lassen, der mir folgendes „Ranking“ genannt hat:

Kommunikation – reden miteinander, über alles Bedeutsame und auch über den trivialen „Alltagsschrott“ , damit jeder weiss, wo der andere grade steht- und dass sich sein Missmut vielleicht nicht auf den Partner bezieht, sondern auf den Ärger im Büro oder den Stress mit den Kids oder der Schwiegermutter.

Gefühle zulassen – sowohl die positiven als auch die im allgemein eher verpönten, die Trauer, den Ärger, den Frust, das Weinen, die Verzweiflung, die Unsicherheit, das Zögern, die Mutlosigkeit. Wenn diese gezeigt werden können- und der Partner liebt einen dennoch und neigt nicht zum Vor- Verurteilen, ist die schlimmste Hürde schon genommen und neue Lösungen können entstehen.

Die differenzierte Optik des „Audite et altera pars“ – das meint die innere Haltung, sich auch einmal, bevor man den Partner verurteilt oder sich von ihm oder ihr ungerecht behandelt fühlt, gedanklich in die Schuhe des anderen zu stellen und zu erfühlen, wo der Schuh drückt. So kann auch verhindert werden, dass einer der Partner „plötzlich“ ausbricht und seine eigenen Interessen durchzieht, oft zulasten der Beziehung.

Beweglich bleiben – sowohl körperlich als auch geistig. Gute Lösungen für Probleme sind immer mit einer win-win- Situation gekoppelt, d.h. wenn beide Partner sich aufeinander zu bewegen und beide Zugeständnisse machen, um eine vernünftige Lösung zu suchen und kreativ zu finden. Oftmals findet man diese beim gemeinsamen Sport oder danach, wenn der Kopf gut durchlüftet wurde und sich eine wohlige Entspannung breitmacht.

Sensibilität für Warnsignale entwickeln: Nachfragen, warum der eine oder die andere schlechte Laune hat, karge Antworten gibt oder so zickig und furios reagiert.
Warum verändert sich der Individualabstand, warum mag man oder frau den anderen nicht mehr im eigenen Energiefeld?
Solche Rotlichter einer Beziehung müssen wahrgenommen werden und es muss geklärt werden, was anliegt und was gemeinsam getan oder unterlassen werden kann, um einander wieder zu begegnen.

Das Beziehungsleben sollte man nicht nur als Pflichtveranstaltung, sondern auch als Kür sehen. Darunter fällt, miteinander zu erarbeiten, welche Rollenerwartungen von aussen (Herkunftsfamilie, Gesellschaft, Freundeskreis u.a.) das Paar gewillt ist, zu erfüllen und wo zwingend die eigenen Wünsche im Vordergrund zu stehen haben.

Gemeinsame Visionen für die Zukunft besprechen. Ein Paar, das gemeinsame Ziele und Wünsche hat und auf diese hinarbeitet, kommt nicht so leicht in den lähmenden Zustand der reizlosen Ödnis oder der emotionalen Wüste, die dann eine Liebe ersticken lassen.

In guten Zeiten miteinander immer einmal wieder einen gedanklichen Zwischenstopp einlegen und sich klarmachen, was jeder will und braucht- und was benötigt wird, um den guten Zustand zu erhalten und zu pflegen.

Dem möchte ich noch hinzufügen, dass es auch das berühmte Quäntchen Glück braucht, um dauerhaft miteinander glücklich zu werden. Ich glaube fest daran, das jeder und jede von uns einen oder mehrere Schutzengel hat, die, wenn man sie entsprechend darum bittet, ihren Anteil dazu tun, dass eine Liebe hält.

Das, was wir selbst dazu beitragen können, hat Reinhard Mey in einem seiner wundervollen Lieder besungen:
„Wie vor Jahr und Tag liebe ich Dich- doch, weiser nur und bewusster noch, und noch immerfort ist ein Tag ohne Dich ein verlorner Tag, verlorne Zeit für mich.
Wie vor Jahr und Tag ist noch immerfort das Glück und Dein Name dasselbe Wort – allein, was sich geändert haben mag: Ich lieb Dich noch mehr, als vor Jahr und Tag.

Und in einem seiner anderen Songs reimt er:

„Lass Liebe auf uns regnen, lass es schütten und uns segnen, lass uns immer wieder neu begegnen, lass es immer so sein".

So können wir als Menschen zwar das Unsere dazu tun, dass unsere Beziehungen glücken, aber wir müssen auch demütig genug sein, um anzuerkennen, dass wir das Glück nicht immer „machen" können, sondern dass es uns im besten Falle geschenkt wird, damit wir es hegen, pflegen und uns daran erfreuen.

Wir dürfen und sollen darum bitten – und wenn es uns geschenkt wird, auch daran denken, uns dafür zu bedanken – denn selbstverständlich ist es nicht.

Lesenswerte Bücher

Banis, Ulrike: Natürlich mehr Energie
Banis, Ulrike: Praxis der Psychosomatischen Energetik
Bauer, Joachim: Warum ich fühle, was Du fühlst
Crabb, Lawrence: Das Schweigen der Männer
Doyle, Laura: Gib nach und er ist Dein
Franckh, Pierre: Glücksregeln für die Liebe
Gratch, Alon: Wenn Männer reden könnten, und was sie fühlen, ohne es zu sagen
Jong, Erica: Angst vorm Fliegen
Jong, Erica: Fanny
Jong, Erica: Keine Angst vor fünfzig
Long, Barry: Sexuelle Liebe auf göttliche Weise
Lovenberg, Felicitas von: Verliebe Dich häufig, verlobe Dich selten, heirate nie
Pease, Alan: Warum Männer nicht zuhören und Frauen nicht einparken können
Riemann, Fritz: Grundformen der Angst
West, Anne: Sag Luder zu mir
West, Anne: Warum Männer immer so schnell kommen und Frauen nur so tun, als ob
Wetzler, Scott: Warum Männer mauern
Zumhorst, Eva Maria: Liebe Dich selbst und es ist egal, wen Du heiratest